脈輪療癒指南

進入身體能量中心，開啟 9 大脈輪之力

The
Ultimate Guide
to Chakras

Athena Perrakis

亞絲娜・裴拉吉斯————著

蘿貝塔・歐普伍德————繪者　黃春華————譯者

脈輪療癒指南

出　　　　版／楓書坊文化出版社
地　　　　址／新北市板橋區信義路163巷3號10樓
郵 政 劃 撥／19907596　楓書坊文化出版社
網　　　　址／www.maplebook.com.tw
電　　　　話／02-2957-6096
傳　　　　真／02-2957-6435
作　　　　者／亞絲娜‧裴拉吉斯
翻　　　　譯／黃春華
企 劃 編 輯／陳依萱
校　　　　對／黃薇霓
港 澳 經 銷／泛華發行代理有限公司
定　　　　價／520元
出 版 日 期／2020年9月

國家圖書館出版品預行編目資料

脈輪療癒指南／亞絲娜‧裴拉吉斯作；黃
春華譯. -- 初版. -- 新北市：楓書坊文化，
2020.09　面；　公分
譯自：The ultimate guide to chakras
ISBN 978-986-377-621-5（平裝）

1. 另類療法　2. 心靈療法

418.995　　　　　　　109009592

僅以此書獻給我的先生和知己——大衛，以及我們的孩子尼克和佐伊；我的父母尼克和瑪芮；我的孿生靈魂布魯克琳；我的兄弟傑夫；我的姊妹克里絲汀；我的好朋友派堤和李歐；還有我的祖母蓓兒和弗蒂妮。現在的我，是因為我們的現在和他們的過去而存有。感謝這一切。

目錄

序言

當今許多公認的形而上學智慧，大都擁有深厚的古文明淵源與悠久的古代文化傳承。當你試著追本溯源，不可思議的覺性意識之門將向你敞開，因為這些智慧與古代歷史、神話、地理學、考古學，以及古代語言詞源緊緊相繫，因而藉以延續至今。將過去歷史銘記於心、虔敬以對，不僅是對先祖先輩的一種紀念，也是傳承智慧的不二法門。

因此，本書的目的在於教導有關人體內部和身體周圍的能量中心——也就是「恰克拉」（chakra，脈輪）的相關資訊。在梵語（Sanskrit，當今最古老、也是最神聖的活語言之一）中，chakra 的意思就是「輪子」。這個譯語暗示了一件事：每個能量中心都是以不斷旋轉、圓形循環的運動狀態存在著，它們在接收訊息的同時也在發送訊息，無始無終。

為什麼脈輪這麼重要？為什麼自古以來的靈性教導都重視脈輪？答案很簡單：脈輪，或稱能量中心，就是我們身體內部與身體周圍能量的聚集地。研究脈輪很重要，因為它們是你身體的能量漩渦；它們決定了你的肉身體和乙太體（人體能量場或氣場的最內層）的能量會流向何處、如何流動，以及能量的作用目的何在。

能量的流動至關重要。它決定了你的身體是否健康、精神是否愉快，以及你能否與周遭環境達到平衡和諧的狀態。這就是為什麼了解脈輪、提升脈輪能量的流動，可以讓你過得更健康、更幸福、更和諧、更成功、更有愛心、更幸福、更有安全感、更自在。脈輪就是你通往靈性力量與潛能的入口，因此，數千年來人類對於脈輪的著迷與研究始終沒有中斷過。更重要的是，你身體上的每一個脈輪都藏著一把古老鑰匙，可以解開現代人所面臨的一切挑戰與困境。這意味著，你將透過這本書，學習到只有古代先人才知道的祕密，並將這些傳統帶到當今世界中。

現代脈輪體系的起源，最早可追溯到古印度文化當中最古老、也最神聖的文獻：吠陀（Vedas）。吠陀是以梵文書

寫的知識文獻，也是現代阿育吠陀醫藥（Ayurvedic medicine）與印度教智慧的根本。印度教徒認為，吠陀是由超自然力量所書寫的經典，裡頭充滿了引導人類進化發展的啟示訊息。廣義的吠陀文獻包含四部經典，每一部經又分為四種類型的經文。所有吠陀文獻當中，尤以《奧義書》（Upanashad，又稱《優婆尼娑經》）最廣為人知，梵文 upanashad 的字面意思是「坐得很近」，意指學生聚集在老師身邊接收靈性訊息與智慧、祕密傳授的意思。《奧義書》——或吠檀多（Vedanta，吠陀文獻的一類）——包含了一切關於靈性和靜坐冥想的吠陀智慧；除了有關脈輪的知識之外，還包含印度教的主要概念「梵」（Brahman）與「我」（Atman），以及現代印度教的修行基礎，這些思想在佛教和錫克教（Sikhism）中也都有相呼應的教導。

由此可知，脈輪系統可說是全世界靈修法門（包括瑜伽）的重要支柱。它包括七個主要身體能量中心，以及另外兩個連結地界和靈界的定錨能量中心（anchor energy center）。不過，有些靈修傳統認為人體和氣場的能量中心有 50 至 108 個，而且與梵文字母相呼應，因此也成了梵經唱誦的起源。眾多能量中心與古代梵文相呼應的現象，構成了現代經誦修行法門的基礎，據說，誦唸梵經 108 次，便可活化、啟動人體的 108 個能量中心。

不過，本書重點在於介紹基本的人體脈輪系統以及兩個定錨脈輪，包括每一個脈輪相對應的寶石、精油、塔羅牌，還有占星、神話，以及歷史淵源。這是因為，這七個主要脈輪是所有靈修傳統廣泛認同的能量中心，這些靈修傳統都認為人體內部有能量在流動。除了這七大脈輪，還需要另外兩個脈輪，將這些能量流向下固定於地球、向上連結至靈界——也就是回到生命的本源或更高力量所在——因此本書將對這九個脈輪做深入的探討。閱讀本書時，請讓自己以感受去體會這些文字，同時去接收每一個脈輪的特定能量。可能的話，甚至可以在閱讀該脈輪章節時，將你的手放在那個脈輪位置上方，因為脈輪是能量聚集的漩渦點，頭腦層面的知識只能理解其中一部分；其餘的，只能靠敏銳的感受、直覺，以及實際經驗來體會。

最後，我們在每一章都會依據古代吠陀經文，提供專屬於該脈輪的冥想與梵咒，你可以用它作為練習，在身體、智性、靈性三方面同時開發你的脈輪。藉由多種管道與脈輪建立連結，可以讓你更深入認識每一個脈輪的作用。畢竟，靈性教導不該全然只是智性知識的鍛鍊；而是真正親身去實踐這些理念、體驗這些概念，親眼見證它們所展現的內在本具之美。

本書一共要探討九個脈輪，從你的腳下開始，你與大地之間最牢固且最有力的聯繫：大地之星脈輪，也就是 Vasundhara（婆薰陀羅，梵文意思是「大地的女兒」）。然後是海底輪或根脈輪 Muladhara（木拉陀羅），然後是生殖輪 Svadhisthana（濕縛提斯沓那）；太陽神經叢 Manipura（摩尼卜羅）；心輪 Anahata（阿那訶怛）；喉輪 Vishuddha（毘修達）；眉心輪 Ajna（阿耶那）；

頂輪 Sahasrara（薩訶斯羅羅）；最後是靈魂之星脈輪，梵文是 Sutara（修怛羅），「聖星」的意思。本書將依照此順序逐一展開，從大地到天空，從物質現實人世到生命本源能量所在的最高點。此一往天際伸展的旅程，將與你自身的內在靈魂相呼應，當你閱讀本書，你會發現自己的身體感覺更加和諧舒坦，你的靈魂會感覺更加平靜安詳，你的心智頭腦會變得愉快輕鬆，迫不及待想要一窺這嶄新的知識架構之究竟。

當你開始閱讀本書，請把自己想像成塔羅大阿爾克那牌的「愚人」。你已準備好從事新的冒險，你知道它將為你帶來改變——並且清楚意識到這個轉變對你是必要的，甚至至關重要。我會建議你，慢慢閱讀這本書，讓書中的話語穿透你、進入你身體裡面，深入到你人生經驗與欲望的地下脈流當中。當你完成各種顯化冥想練習（Embodiment Exercises），你將經驗到你與每一個脈輪能量建立了新的連接，而且明顯將它們體現在你的實際生活和靈修當中。

這時，如果你的生活中出現困難挑戰，或者你身邊有人需要療癒，你會很快感應到是哪幾個脈輪需要接受療癒。你會知道如何運作能量來評估和活化你的脈輪，增進你自己、他人，以及整體地球的健康與福祉。

導讀：
什麼是脈輪？

儘管脈輪已成為大眾討論和研究的熱門形而上學主題，但它並不是新誕生的概念。不過，我們首先還是要來談一談，什麼是脈輪？脈輪（chakra）這個詞來自梵語，意思是「輪子」或「圓盤」，它是古老吠陀醫學與技術的一部分（而且沿用至今），瑜伽士使用脈輪系統的概念已經長達數千年。因為阿育吠陀醫學認為，人之所以會生病，是因為人體中的一個或數個脈輪能量受到阻塞之故。有一些別的療法，例如針灸，也認為能量流動的阻塞就是疾病和疼痛的根源。事實上，全世界不使用能量阻塞這個概念來減輕人類身心靈痛苦的醫療傳統，可說極為稀少，而西方的對抗療法（allopathic medicine）就是其中之一。

10

也許你會問，為什麼人體的能量流動一定要先通過脈輪？請容我解釋：在瑜伽傳統中，「普拉納」（prana，氣，亦即「生命能量」），就是神／本源／造物者意識流動的本源。能量始終在流動，這是事實：量子力學已經藉由「零點理論」（zero-point theory）證實，粒子（particles）並不會停止運動；即使是在休止狀態，也始終存在著「非零」動能。由於一切物質皆是能量，因此就算你的身體靜止不動，在亞原子的層次上，你依然是處於恆常運動的狀態。而且在你的肉身之外，還有一層「乙太體」或「精微體」（subtle body），由於它的振動頻率較高，因此無法被肉眼看見。精微體就是人體脈輪或能量中心的所在，從你的頭頂上方一直到腳底下方，一共有九個能量聚集中心。

現在大多數人都已有所認知，個人身體的健康與否並不僅僅是肉體上的問題，因此對於「能量中心」的概念並不會太難理解，很多人都知道，人體的能量中心如果敞開、而且運作良好，人就會感到輕鬆舒坦，相反的，如果能量中心封閉、緊縮，人就會感到不舒服。而人體出現的疼痛就是一種數據資料，反映出你的中樞神經系統傳導是否正常——疼痛就是在告訴你，你身體的某個部位已經當機或出現錯誤狀態——藉此我們就很容易發現，這個疼痛的能量從哪一個脈輪開始產生，最後變成身體上的具體疼痛，通常，你身體的某個部位出現疼痛，表示鄰近的那個脈輪能量有所損傷或曾經受過創傷。西方醫療處理的是出現問題之能量點的表面症狀，這對於解除疼痛當然幫助極大，如果我們連處理疼痛和痛苦的表面症狀都沒辦法做到，那大概很多人連活著都有問題。只是，為了找出疾病的真正根源，比較明智的做法是更深一層去探索病根，有時甚至必須回溯你的母系或父系的家族譜系，因為，你現在的能量模式，有一大部分其實是遺傳自你的祖先。

舉例來說，如果你的祖先有人經歷過戰爭，很可能你的海底輪會有失衡的情況，你會感覺不安全。雖然你不會繼承那個戰爭的實際經驗，但卻會繼承戰爭的能量印記。如果你經常納悶自己為什麼這輩子老是覺得沒有安全感、內心覺得不安，雖然身體上沒有出現任何疾病癥狀，但是你的感受卻告訴你，某些東西已經失去平衡。如果你能夠在身體出現疼痛和疾病之前，就對這些感覺有所覺知，那麼你就可以透過療癒達到平衡健康的狀態。

而這個療癒的起點，就是脈輪系統。一旦你能夠辨識出你目前的問題是出在哪一個脈輪，你就有辦法設定計畫來轉化和移動那部分的能量，使該脈輪恢復正常運作，並與其他能量中心保持一致調和的狀態。這時，你的身體就會開始出現奇蹟般的自發性療癒，雖然是肉體層面的改變，但實際上它是根植於內在，如鍊金術般由內而外的轉化。你的整個生命都會有所改變。這是以認知為起點，然後選擇用一種嶄新的思考方式來面對你的生命、你的健康和幸福。

冥想練習：
感應祖先留下的印記

在這個練習當中，你將會收到指引，讓你知道你目前的生活中有哪些地方需要融合祖先的智慧。先人的智慧有兩種形態：一種是你這輩子原生家庭祖先的智慧（你的母親、祖母、父親、祖父）；另一種是精神上的先人智慧，也就是與你共享廣闊靈性傳承的那些人。生生世世以來，你的靈魂已經遊歷過許多地方，累世累劫的智慧已經匯集在你前世今生的肉身當中，成為你靈魂智慧的檔案。

找一段空閒時間，舒服地坐著，肩膀放鬆，無論你之前把精力放在哪些地方、或哪些人身上，現在，請把你的精神能量集中在當下。你可以輕輕呼叫自己的名字，或者觀想你在海邊，把自己的名字寫在那片美麗的沙灘上。接下來，請跟隨以下指引進入冥想。

1／讓自己輕柔、放鬆地專注於當下，察覺你的手指和腳趾的存在，感謝自己能夠呼吸，感受你的心臟正在跳動，那是神性的回音，讓你的整個中樞神經系統都平靜下來。

2／請回想你的父親或祖父的身影，看哪一位比較容易回想，就以那位作為觀想對象。（如果你不知道自己父親的長相，可以請求你的指導靈來協助你，連結精神領域的男性近親。）請特別留意，感覺自己身體的哪個部位跟這位父系精神近親

有所連結，看這位光與能量的男性存有，是來自你身體的哪個部位。由於人體的左半邊是掌理陽性與父系的能量流，因此你最有可能會在身體左半部位感受到男性能量。很可能你的左手會感覺麻麻的，或是出現一股溫熱感。將左臂平伸，觀想它散發出一束明亮的光，以此來接收和發送與父系傳承有關的訊息。請留意自己是否覺得愉快或是感覺不舒服。你不需要去修正或調整這些感受，只要單純地察覺就好。把愛送給那些想法和感受，然後讓它們自然離去。

3／ 接著，請回想母親或祖母的身影，以你最容易感知到的為準。看哪一位比較容易回想，就以那位作為觀想對象。（如果你不知道自己母親的長相，可以請求你的指導靈來協助你，連結精神領域的女性近親。）請特別留意，感覺自己身體的哪一個部位跟這位母系精神近親有所連結，看這位光與能量的女性存有，是來自你身體的哪個部位。如前所述，人體的左半部是掌理父系能量流，而右半邊則掌管女性、母系的能量流。因此很可能你的身體右半部會明顯感受到女性能量的流動，特別是你的雙手手掌、頭頂，以及腳掌——這是女性能量最主要的儲存點，也是最容易釋放出能量的部位。請留意自己是否覺得愉快或不舒服。把愛送給它們，然後讓它們自然離開。

4／ 現在，將你的覺知意識帶到身體（或頭腦或精神）出現不舒服的地方。只要察覺就好，不要去判斷那些不舒服的部位是在哪些脈輪（或能量中心）的位置。比如說，如果你覺得頭頂上方不舒服，那個疼痛感可能代表一個跟靈性發展有關的祖先印記。或許你現在需要去接觸與融合的智慧是跟精神或靈修有關，因此你要在生活中多多關注與靈性相關的事情。

5／ 接下來，將你的覺知意識帶到身體（或頭腦或精神）感覺愉悅的部位。一樣是察覺就好，不要去判斷那些不舒服的部位是在哪些脈輪（或能量中心）的位置。比如說，如果你覺得脊椎底部不舒服，那個疼痛感可能代表一個跟安全感或居所有關的祖先印記。這時，你就需要在生活中多去關注與此有關的事情。

6／ 當你開始閱讀以下章節，請以這個訊息作為指引，來決定你閱讀內容的優先順序，這樣你就能得到你目前最需要的療癒，知道你的能量需要做什麼樣的轉向和改變。這是一個不斷在開展、更新的過程。阿門，感謝，一切如是。

能量是如何流動的？

我們知道，能量之所以會移動是因為它是量子粒子的匯聚，而量子粒子是永遠不會靜止的——但它是如何移動的呢？能量（或稱 prana「普拉納／般納」或 chi「氣」）通過一條由光所形成的中央管道或導管，稱為「中脈」（Sushumna），梵文的 Sushumna 就是「親切有禮」或

「仁慈」的意思。人體上的七個脈輪全都位於中脈；而本書所討論的兩個次級脈輪——「大地之星」和「靈魂之星」，則分別在中脈的上方和下方流動。

人體的能量通道稱為「脈」（nadi），脈有兩條，一條屬於男性能量，一條屬於女性能量，像 DNA 的螺旋形狀一樣環繞在中脈兩側，從海底輪開始，經過太陽神經叢、喉輪，最後到達頂輪。這幾個能量中心的位置，就是這兩條男性能量與女性能量通道的交會點。（有趣的是，這兩條能量通道沒有交會的那幾個能量中心，正好就是男性能量和女性能量的天然交合點。比如：生殖輪代表生命的概念，心輪則代表愛的概念，眉心輪代表智慧的概念。）就像你的中樞神經系統負責調節和管理你的肉體內部的所有訊息，脈輪系統就是負責調節和管理你的精微體或乙太體之內的所有信息。

平衡與優化脈輪功能的三個步驟

假如疾病的起因是因為人體內部的能量阻塞，那麼，使脈輪功能保持在最佳狀態（並讓能量在脈輪之間順暢流動）就是回復健康的關鍵。但是，你如何知道你的脈輪是不是在平衡狀態？如果脈輪失衡或是阻塞，該如何讓它們重新恢復平衡、順暢流動？這就是本書要探討的內容。接下來每一章，會針對每一個脈輪分別提出調節該脈輪的方法和技巧。首先，是針對每一個脈輪的能量流逐一進行檢測、調校、

活化這三個步驟。當你覺得整個人懶散無力、悲傷，或是整夜無法入睡，就可以進行這些步驟；因為這三個徵兆就是脈輪失衡時最常出現的狀況，而這是很容易就能校正調節的，一旦失衡狀況得到矯正，日後要維持平衡就比較容易些。

請不要把這本書或其他人教給你的東西當作無上教條。要相信你自己的內在知覺與感受；它們會在最正確的時機，引導你走正確的道路。你可以從書上汲取適合你的東西，其他不適用的就暫且不要理會它。

步驟 1：檢測能量流

當你發現自己陷入悲傷、煩躁、感到比平常更疲勞，或者身體的疼痛或不適感加劇，這時候你就該好好來評估一下你的「個人能量流」（personal energy flow，簡稱 PEF）。你的「個人能量流」會決定你每天的感受，而且內部和外部因素都會影響你的 PEF。而你只要閱讀這本書，就能夠開始意識到自己的 PEF，這是整個評估過程最關鍵的第一步。一旦你知道正常的能量流動是什麼感覺，你的身體就會把這個狀態記錄下來，當能量流動過強或是過弱時，它就會自動進行調節，讓自己回到平衡流動狀態。

不要忘記，人體是一個傑出的智慧系統。你絕對可以相信，你的身體每時每刻都具有自我療癒的能力；實際上，你的身體想要的，就是達到健康和諧的狀態而已。就像你體內的每一個器官，也很努力

13

14

在維持你身體的平衡健康一樣，因為平衡健康就是宇宙舒適圈，所以，你的能量中心也會運用它的智慧一起共同合作，讓能量系統保持和諧平衡。

沒錯，健康平衡是你與生俱來的權利。

飲食方式、運動，以及主要能量場的能量運作，如果過於極端，都會讓身體失去平衡。比如：飲食過量或不足，因為食物就是能量。運動量過大、或是運動量不足，也會影響身體能量的流動方式。壓力過大、悲傷、緊張、嘴巴嘮叨不休、大聲喧鬧，都會使你偏離能量航道，讓你失去平靜，離開自己的中心點，與本源分離。不過，這些都不是一夕之間形成的，通常都是超過數十年慢慢累積，不夠重視身體平衡的結果。

冥想練習：
脈輪平衡狀況檢測

就像定期身體檢查有助維持身體健康一樣，檢測脈輪是否失衡，也會為你帶來幫助。評估脈輪狀況的方法有很多，而這個練習非常簡單，可以快速有效幫你檢測出目前能量中心的狀況，讓你獲得指引和智慧，知道現在該注意哪些事情。

靜下心來，輕輕呼叫自己的名字，把你的精神能量集中在當下此時此刻，或者觀想你在海邊，把自己的名字寫在那片美麗的沙灘上。邀請你的指導靈來陪伴你。呼請時間與空間的守護靈，在你開始掃描各個能量中心時，幫你將能量固定在東西南北四個方位，以及對應的四個基本元素上。

從東方開始。大聲唸出（或是輕聲對自己說）以下的話：「東方的指導靈守護者，風與飛翔的能量，我們歡迎你；請帶給我們光明的新起點和新智慧，幫助我們整合我們的療癒工作。南方的指導靈守護者，火與原力的能量，我們歡迎你；請帶給我們堅強而勇敢的精神，使我們的工作更有力量。西方的指導靈守護者，水與流動的能量，我們歡迎你；當我們將愛帶給世人時，請淨化我們並洗淨我們的心，請打開一個管道，讓繁榮豐盛能夠順暢地流向我們的工作。北方的指導靈守護者，土與時間的能量，我們歡迎你；在我們進行觀想練習時，請協助我們根植大地、給予我們保護。感謝你們的臨在。阿門，感謝，一切如是。」接下來，請跟著進行以下冥想。

1／首先，將注意力放在你身體的各個部位，對它們逐一表達感謝。感謝你的腳底以及腳下的大地，使你能夠扎根於當下，讓你隨時記得你與生俱來的安全感和主權。感謝你的雙腿和臀部、下背部和骨盆腔，它們給予你引導和啟發，為你帶來創造力和生命力。感謝你的卵巢或睪丸，賦予你生命力和生育能力，以及感官覺受。感謝你的消化系統和腎臟；感謝你的腎上腺系統、你的肺部、你的呼吸。感謝你的心臟和食道、喉嚨、舌頭和牙齒。感謝你的聲音和你的真心實話。感謝你的臉和雙頰、你的視覺之眼和心識之眼。感謝你的耳朵和頭部、頭髮，以及溫柔的心識，是它將你與造物主聯繫起來。

2／感謝你的整個身體，如其本來面貌。一切如實如是，此時、此地，沒有什麼需要改變，沒有什麼需要修整。一切如本來面貌，可被注視、可被掃描、可被辨識。

3／接著，大聲說出以下這段話：「各個能量中心，請揭露你的需求。請告訴我真相，讓我知道我需要注意的地方，以便我可以喚醒我自身的療癒潛能。我相信我可以在最正確的時間，運用我自身的力量來修復需要調整的地方。阿門，感謝，一切如是成真。」

觀察這個練習為你帶來的效果，留心最細微的跡象。你可能會看到、感應到、聞到、感受到某些東西。接納、迎接所有這些訊息。然後把你觀察到的內容記下來，並加註日期和時間。

接下來的 48 小時當中，若有出現任何想法、感受或情緒，請都記錄下來。如果你感覺需要藉用聲音、水晶或寶石、精油、藥草、光療、按摩、靈氣或其他治療方法，也請聽從內心的需要（如果你原本就是執業的治療師，請依照你平常的方式）。藉此，你就有辦法運用自己的直覺來探求你的肉身體和乙太體此時的需要。

你會在這本書中學習到每個脈輪所對應的晶石、精油，以及藥草。使用藥草療法時，你可以選擇用原株藥草或是蒸餾過的藥草精油；兩者的效果都很強大，以你在當地方便取得、覺得最有感受的方式來進行即可。比如，你可以將乾燥的藥草捆成一束，當作香來焚燒。也可以把精油做成香水和身體用品。每個脈輪所對應的藥草，本書都有列出。

你花愈多時間來觀察脈輪和能量中心，對你身體四周氣場出現的徵兆和訊息了解愈深刻，你就會愈加熟悉精微系統的變化，也愈有能力在它們轉化成身體症狀之前就及時做出回應。而這其實就是治療師在做的事。你也會對自己的直覺更加重視，能夠接受它的指引，讓你隨時保持脈輪的健康和活力。雖然你的每一個脈輪都是同步運作的，並不需要你直接干預，但是當你的能量場當中有某個脈輪需要被活化時，你的直覺就會引導你特別去留意那個有問題的脈輪。

步驟 2：調校能量流

一旦評估過目前的能量流狀態，發現到身體特定區域有疼痛或阻塞現象，你就可以開始針對這個脈輪（或多個脈輪）來工作，以使每個能量中心都能保持平衡，最後讓整個脈輪系統回到最佳流動狀態。視覺觀想法、水晶療法、精油療法，都可協助校正脈輪。如果你對這些療法都有研究，可將它們全部整合起來使用。每一種工具都各自擁有不同的頻率或振動，可以將不同的能量流帶入脈輪療癒當中。

這樣練習一段時間之後，你就可以根據不同時間、地點、進行方式，來決定哪一種方法最適合你，然後個別去使用這些能量校正工具。在你的靈性開發與自我療癒過程中，直覺扮演了一個非常重要的角色，你會從中發現到自己的靈魂天賦，實現作為一名療癒師的天命。

冥想練習：
編織療癒的金光

　　療癒其實就是能量的校正，從很多方面來說都是如此；療癒就是讓身體各個系統保持在一種神聖平衡的狀態。在以下冥想練習中，你將體驗到，以金色之光將各個脈輪從上到下相互連結之後，所帶來的美妙與神奇感受。

　　開始練習之前，請用一點時間將自己的能量召喚到當下來，你可以一遍遍誦唸自己的名字，或是觀想你把名字寫在美麗的沙灘上。接下來，就正式進入冥想：

1／校準脈輪能量，首先觀想一條金色的光線，穿過一根美麗的意圖金針。當你用這根金針穿過各個能量中心來編織金色光線時，你希望這根金針帶有什麼樣的意圖？比如：療癒、幸福、愛、繁榮、平衡、喜悅、平靜，或是任何與你共鳴的東西，你可以選擇一項來觀想。

2／將注意力集中在觀想這根針的意圖，你看到金色光線穿過這根針，然後將你腳下正在搏動的大地之星脈輪紮緊，讓它成為你跟大地之間的固定錨。接著你把這根線往上拉，輕輕將海底輪紮起來，並將根植大地和保護的意圖灌注給它。然後繼續把金線拉到生殖輪的部位，將創造力與生產力、感官覺受力、性慾，以及熱情的意圖灌注給它。想像你的內心湧動著激情和渴望，你所有的欲望和渴求都在這神聖的親密和愉悅狀態中被顯化出來。

3／用金線輕輕將生殖輪紮緊，然後從那裡把線往上拉到太陽神經叢脈輪的位置，為它注入個人力量與潛能的意圖。然後繼續觀想，將金線拉到心輪位置，把自我尊重與自我價值感緊緊紮在心輪，讓它與愛和神聖結合的意圖保持一致。

4／接著把金線拉到喉輪位置，這是代表實相的能量中心，讓誠信正直在這裡定錨鞏固，它是你的真實面目與你的外在展現兩者間的橋梁。現在，用金線將你的喉輪包裹起來，觀想你能夠毫無阻礙地展現你的真實面目、順從高我與指導靈的聲音，因為他們能夠讓你與你的真實狀態更加接近。

5／現在，將金線導向更上層的脈輪──首先將眉心輪包裹起來，獲取直覺和內在知曉，然後來到頂輪的位置，加深你與上帝／源頭／造物者的連結──與平靜合一的頻率相共鳴。這時，彷彿一切事物突然開展在你眼前，對你訴說超越人類所能理解的智慧。這個頻率讓你自然了知你當前所需要知道、修補，或改變的一切。

6／你感覺平靜、喜悅、接納，你開始將金線收合起來，將它繞住最後一個脈輪，也就是距離頭頂約 30 公分位置的靈魂之星脈輪。至此，所有脈輪能量的整合就大功告成。你不需要特別費力或集中注意力，就能回到平衡的幸福狀態；只要讓自己處在允許與臣服的狀態，所有的療癒就會自然發生，你的覺知意識會開始擴

展，將你自然連結到過去或未來即將發生的一切。就在當下、此刻，一切都已具足，一切都被接納。阿門，感謝，一切如是。

多麼可喜的時刻。在這一刻，我們有機會全然進入主動接納和允許的狀態，這不僅得以讓身體能量中心獲得療癒和平衡，同時也讓它們成為理想的能量容器，幫助我們「顯化」願望（顯化，意指體現、實現，在精神靈性層次上的定義指的是，將無形的思想轉化為有形的物質。換句話說，顯化就是願望的實現）。你變得愈柔軟，就愈能走出自己的路，也愈容易看到自己渴望的事物成真，而且幾乎不用費力。

平衡體內能量流還剩最後一個步驟，不管從哪方面來說，這都是三個步驟當中最重要的一步。

步驟 3：活化能量流

能量始終存在於你的身體四周，但大部分能量都處於休眠狀態，等待你去活化它。某些能量無法在某些時間被活化；這取決於你個人的靈性發展狀態，以及你的指導靈和高我認為哪些能量對你的靈性發展是重要的或有價值的。一切自然力量都是能量流——比如愛、療癒、成長，以及平衡（奇蹟本身也是一種能量流）。任何時候你都絕對有辦法在你需要時得到你所需要的智慧能量。如果你發現自己無法接通、或是無法活化某特定的能量流，那就表示你現在這個時候不需要它。

任何一種能量都能夠被活化、啟動，包括隱藏在水晶和寶石中的能量。能量並

不需要你的允許或啟動才能流動，不過，如果你去啟動它，那麼它的移動力量就會更強大。雖然本書的重點不在於如何活化能量，但我們還是會介紹一些活化能量的技術、促進能量流動的方法，讓你親身體驗到如何讓自己身體內部能量更快速流動，喚醒身體內部的能量中心，這對於維持你的身體健康至關重要。

冥想練習：
活化能量流

以下這個冥想要引導你活化體內的能量流，讓你的靈性指導靈與高我進入，協助你打開和活化每一個脈輪。

1／ 首先，打開位於脊柱中央的「中脈」（Sushumna），它就像一條光的導管一樣。先把位於腳底下最底部的脈輪向右旋轉、將它打開，接著，同樣向右旋開位於頭頂上方最頂端的脈輪。當你腳下最底部的脈輪到最頂端的脈輪都被打開之後，就可以開始對脈輪系統進行檢測和調校。

2／ 觀想你的「大地之星」和「海底輪」正在打開，你與地球緊密連結了起來。每次你觀想一個脈輪時，都可以一邊誦唸「接通、打開、活化」這幾個字，將它當成一句開門咒語，協助你打開每一個脈輪。

3／ 接下來，觀想你三個「接納脈輪」（生殖輪、太陽神經叢、心輪）正在打開，

它們正緩緩轉動，並對你顯露愛與力量的藥石。深呼吸，然後反覆誦唸這句開門咒語：「接通、打開、活化」。接著，觀想你的四個「放射脈輪」（喉輪、眉心輪、頂輪、靈魂之星）慢慢在你眼前打開，為你獻出智慧、溝通，與連結其他宇宙的鑰匙。

18

4／最後，做一次深呼吸，然後唸一次咒語：「接通、打開、活化」。當每一個脈輪都被接通、打開、活化之後，請對這次的脈輪調校表達感謝之意。然後，關閉中脈，將頭尾兩關脈輪向左旋轉、關閉起來，讓你的脈輪系統返回到甦醒與閉合的狀態。

你可以自行決定要多久進行一次脈輪平衡調校。以我個人經驗，並不一定需要每天或每個禮拜都調校，應該聽從你自己的直覺來決定。如果你發現自己在生活中反應變得較為遲鈍、缺乏協調性、沒有精神，或是缺乏追求夢想的力量和毅力，那麼你可能就需要注意，並且要活化一下你的脈輪。每次進行脈輪活化時，你都會學到一些新的方式，來與你體內的能量流溝通，慢慢建立起對於自身需求的覺知意識和直覺。

當你持續這個練習，並且愈來愈深入，你可能會發現自己不再需要那麼頻繁地清理你的脈輪或能量中心。原因在於，當你持續進行自我清理、自我淨化步驟的同時，脈輪能量中心本身也會憑藉它們自己的智慧彼此進行協調，慢慢地，不需要再藉由你的介入和干預，它們自然就可回復平衡。自然界中所有的系統都擁有自身

的本能，作為人類，我們不應該假設只有靠我們人的行動和意圖才有辦法去「修補」或「改進」任何東西（包括能量）。事實上，關係到我們身心靈幸福所需的能量，遲早都會在適當時間被啟動、被活化。你的干預，只是加快達成的速度而已。要對各種形態之意識體有所信任，相信它們會在最適當的時刻充分表達自己，包括你本身。

現在你已經對脈輪系統有了初步了解，包括如何維持脈輪平衡和流動的方法，接下來我們就要針對每一個能量中心做更深入的探討。每一個脈輪都是智慧和意義的縮影，負責調節你的肉身體和精微體中的某特定能量。以這九大脈輪模型來說，中央脈輪是心輪和喉輪。從大地之星到太陽神經叢是屬於下層脈輪，「神聖女性能量」諧頻，被歸為「接納的脈輪」，負責接收、引導、處理和落實生命能量。屬於中層脈輪的心輪與喉輪，則與「宇宙的愛與真理」能量諧頻，代表男性和女性能量的統合。從眉心輪到靈魂之星則屬於上層脈輪，這三個脈輪被歸為「放射脈輪」，負責過濾、轉化，以及傳送生命能量。當你在探索每一個脈輪時，請允許它自己來對你說話。認識脈輪應該是一種同時包含智能、能量，和肉體的全然體驗。一個充滿療癒與美妙的世界正等待著你去探索，衷心祝願你能得到這個智慧的祝福庇佑。

在接下來的章節，透過豐富的圖片和較具感受性的文字描述，你將會看到每一個脈輪的偉大奧祕之處。世間所有美好的

故事（和學習）都是從腳下開始的，因此，本書也會從大地之星脈輪開始介紹起，因為這裡是你的歸屬、安心感的指標之地。

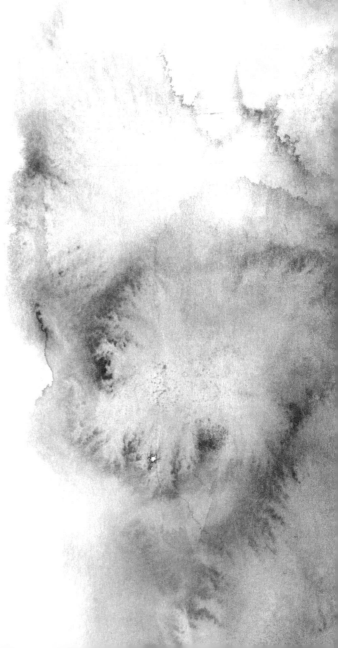

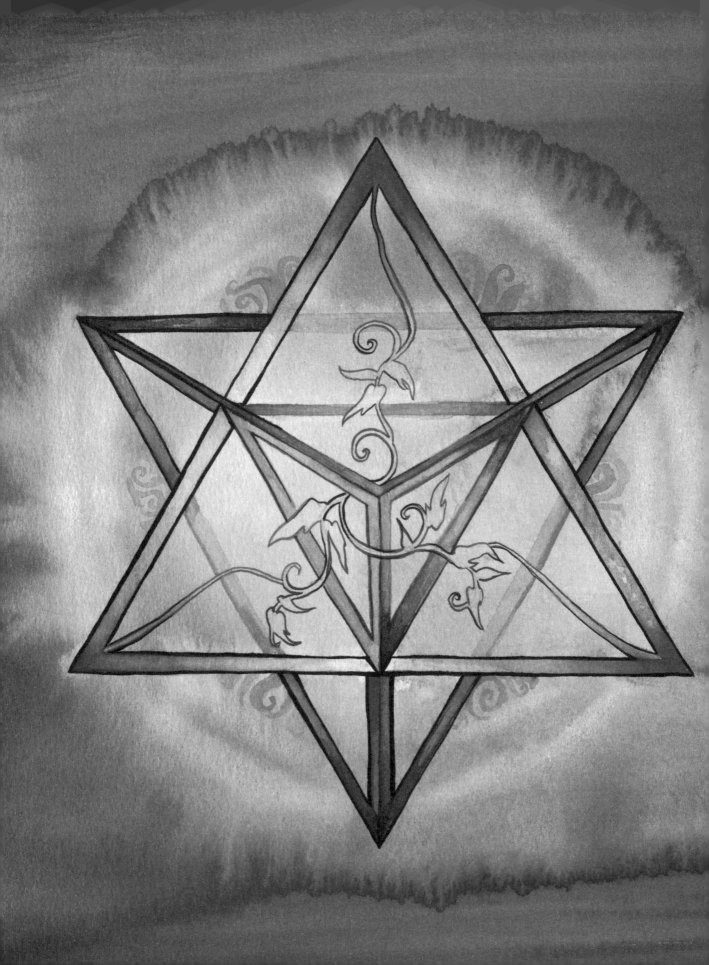

Ch

1

大地之星脈輪
Earth Star Chakra—

婆薰陀羅 *Vasundhara*

大地之星脈輪位於你腳底下大約 12 英寸（30 公分）處。它是一顆旋轉的光輪，將你與大地母親連結起來，同時也連結了所有的先人遺骨、寶石和礦物生靈（居住在我們的寶石和礦物器具當中的神靈），還有仙子精靈以及所有人類的集體意識。基於以上這些原因，很多人認為大地之星脈輪是這九大能量中心當中最重要的一個。

連結大地之星（婆薰陀羅），能夠讓你更加根植大地，我們的集體能量會更穩固生根，進入大地女神蓋亞的母體中。大地之母蓋亞是地球一切生命的母親，是古老大地女性智慧的守護者。梵文 Vasundhara（婆薰陀羅）這個字的意思就是「大地的女兒」。因此，這個能量也是你靈魂的最古老居所。大地之星脈輪也是薩滿信仰所稱的下部世界（Lower World of Shamanism），是通向時間、岩石、石頭之迷宮的入口，導引我們進入地球的核心。接下來這份旅程指南，就是要幫助你探索這個神聖出生地的各種面貌。

冥想練習：
感應你的大地之星脈輪

輕聲反覆唸出自己的名字，或是想像你把名字寫在美麗的海灘上，把你的能量召喚到當下此刻來。你的能量是你所能使用的最強大共振工具：說出自己的名字、或是觀想你的名字被寫出來，就能夠把你的個人能量和注意力焦點帶到當下。

把你的注意力帶到當下此刻。從現在開始，你將與大地之星脈輪的能量緊密連結——包括蓋亞母親，以及你的能量場域中與寶石和礦物王國最接近的那個部分，還有在蓋亞叢林中生長的神聖藥草。大地之星脈輪的原型是母親，它的本質是安全感與悲憫心，除了幸福、安全和健康之外，它對你別無所求。現在，請讓以下這個冥想來引導你進入這個能量中心。

1／將注意力帶到你的雙腳，讓你的腳輕鬆地跟大地緊密接觸。縮起腳趾，然後放鬆，將腳趾往前伸展，然後再向內蜷縮起來，把你的能量往地面下推入。轉動你的腳掌，把重心轉移到腳跟，將你的腳踝往地面方向推，腳趾往上翹起然後向內蜷縮。保持這個姿勢時，感覺你後小腿肌肉的緊繃。然後放鬆雙腳，輕鬆放在地板上休息。

2／現在，觀想你走在茂密的森林中。身邊四周全都是高不見頂的巨木，樹幹身軀大到你無法以雙手將它們環抱。你呼吸著森林的氣味，讓乾淨、清澈的空氣填滿你的肺部。注意一下你此刻是不是覺得整個人很安心穩固；在這片樹林中，你幾乎不用費力就能覺得很安全。

3／把注意力轉回到腳上，想像一下腳下的大地母親所擁有的巨大力量。觀想大地之母蓋亞，她已經存在好幾個世紀、好幾千年，她身上的大陸、城市，以及國度發生了多少變化。盡你所能去接通那個力量，把它往上拉。把火和熱度從地球核心帶上來；把泥土和石灰岩層的岩床帶上來；把一撮石英和電氣石帶上來；把能夠滋養和維護你生命的水果與蔬菜也拉上來。把樹根、樹幹、樹枝全都拉上來，打造一個堅實的基礎，讓你能夠在其上生長和茁壯。

4／讓古老泥土的氣味充塞你整個肺，這些泥土已經被埋藏了數百年、甚至數千年。當你能夠清楚看到、聽到、聞到蓋亞女神的氣味，請對她表達你的感謝。你想要停留在這個空間多久都可以。

5／默唸、或是大聲說出以下這段話：「大地媽媽，請看顧您的孩子，他們正在從你的最深處提取力量，請祝福他們，讓他們把這個能量帶入當下日常生活中，使他們更加堅強、穩固，請在他們改變的過程中給予他們支持的力量。阿門，感謝，一切如是。」（關於大地媽媽／帕查瑪瑪 Pachamama 的更多資訊，詳見第 29 頁。）

6／帶著愛與感激，做一次深呼吸，把帕查瑪瑪的能量從你的空間釋放出來，以言語向她致上謝意，並將她的甜美祝福迴向給靈界眾生。

大地之星脈輪是讓你能夠將飄移能量加以穩固的主要動力門戶。作為下層脈輪當中最底層的一個脈輪，它是一個重要的接通點，主要負責的工作是釋放、淨化或轉換較低頻率的能量。在這裡，你有機會可以將那些沉重不堪負荷、或是對你不再有益的東西釋放掉。你可以觀想，將這些沉重的能量包起來，然後將它們全部倒進你腳下的土壤中。然後花一點時間觀察看看，你的身體是不是感覺比較輕盈，而且這種清澈的感覺也會擴展到你的乙太體。你可能會覺得雙腳有溫熱和刺刺的感覺，因為雙腳就是你與大地之星脈輪的連結點。所有的治療師都知道打開和調校下層脈輪的重要性；一旦下層脈輪不夠堅實穩定，人就很難有同理心。花點時間來連結你的大地之星脈輪，可以預防這種情形發

大地之星脈輪的相關對應

女神

伊南娜、大地媽媽（帕查瑪瑪）

寶石

黑色藍晶石、板鈦礦、石化木、紅碧玉、紅紋瑪瑙、泰國隕石、西藏石英

塔羅牌

大阿爾克那：教皇

盧恩符文

歐瑟拉（OTHALA）

精油／藥草

黑胡椒和紅胡椒、儀式菝草、乳香樹脂、南薑根、沒藥樹脂、紅花苜蓿、白色鼠尾草

行星

冥王星

生，因為它能夠讓你從內在重新獲得能量和滋養。

大地之星脈輪是一個宇宙緩衝器：它可以協助蓋亞釋放來自地球和周遭環境的巨大壓力，讓你遠離一切你身體無法整合或吸收的東西。如果你能夠允許大地之星脈輪來幫你過濾掉那些沉重或不需要的能量，或是跟你當下的學習與成長無關的能量時，你就是善用了這個隨時可供任何人取用的寶貴資源。

要做到這件事，首先你必須放掉那些沉重無法負荷的東西。把它還給擁有強大臂膀的大地之母。下次，如果你對世人的關懷讓你感覺太過沉重，你就將注意力帶到你的雙腳，然後再帶到你所站立的地面，然後是你腳下的岩層、土壤、石頭，穿過一層層的時間，到達埋藏在你周圍的祖先遺骨，然後送出一個光錨，讓它穿過這些層疊。你可以先觀想一個用最亮的白光或金光製成的錨，然後想像有一道光從你的雙手延伸出去，到達這個錨。你把這個錨舉起來，讓它從你手中落到大地上，你看著它降落到地底下，一路穿越你視線不可及之處，把它的燦爛明光帶到地球的最中心。讓那個光錨代表你，讓它牢牢固定埋在那裡。你知道你所做的一切或所說的話，都不會改變大地母親對你的愛與奉獻。好好保守你的這份力量，相信你始終都會得到地球守護靈的指引和服務。這就是大地之星脈輪的療癒之藥。

大地之星脈輪的問題反思

反思書寫是靈魂的香膏，設置靈魂書寫的場域，也等於是在灌注你的意圖。你可以點上一枝代表智慧的藍色蠟燭，或是代表靈性指引的紫色蠟燭。也可以擺放一些有助於寫作和智慧提升的水晶，比如藍紋瑪瑙、藍銅礦，或是釩鉛礦。然後用一些擴香精油來幫助你提升專注力，比如天竺葵或迷迭香，或是能夠散發美好平靜氛圍的精油，比如玫瑰或薰衣草。用馬克杯為自己沖一杯芳香的茶：艾草茶能夠柔化你的意識，幫助你更容易接收靈性訊息，而橘子茶能為你帶來柔和的能量波，有助於提升你的注意力。

你可能會希望幫自己選一本比較特別的筆記或日記本。選一個能夠跟你說話的本子，也可以考慮貼上漂亮的貼紙或是自己畫畫來作為裝飾。選擇一條帶有復古味道的絲帶當作書籤。在第一頁寫一段簡短的獻詞，送給自己心愛的筆記本，同時提醒自己，每次開始書寫之前都要記得呼吸和放鬆。

好好享受擺設神聖寫作空間的過程，然後試著反思以下問題：

1／寶石是大地之星王國的教導者。在它們成長過程中，地球所發生的一切全都被記錄在它們身上，因此它們可以讓我們知道許多關於地球的歷史與未來。水晶與礦物精靈能夠為你提供什麼樣的智慧呢？如果這些水晶和礦物可以向你顯露千百年來它們在大地媽媽內部的成長歷史，那它們會對你講述什麼樣的故事？當你將水晶視為神聖教導者，你是否有感覺到自己和水晶有了更深的連結？

2／觀想你將根部往下深入大地母親裡面，你有什麼感受？這個扎根的想法讓你覺得振奮？還是令你害怕？如果你能夠比現在更穩固扎根一些，你會得到什麼樣的潛在利益？或是遭遇什麼樣的風險？

3／雖然心輪是整個能量系統的心臟，也是集體意識的核心所在，但大地之星脈輪卻是地球的心臟。當你將能量耳朵貼近我們的大地母親時，你聽到了什麼？地球深處傳來什麼消息給你？你的療癒能量在哪裡？你的生命現在最需要的是什麼？

在你準備結束反思書寫之前，請向你的指導靈和高我致上謝意，因為他們在你書寫的過程中一直陪在你身邊，然後把蠟燭吹熄。把你的寶石和其他書寫工具收存在一個固定地方，便於你下次進行更深入的反思時使用。

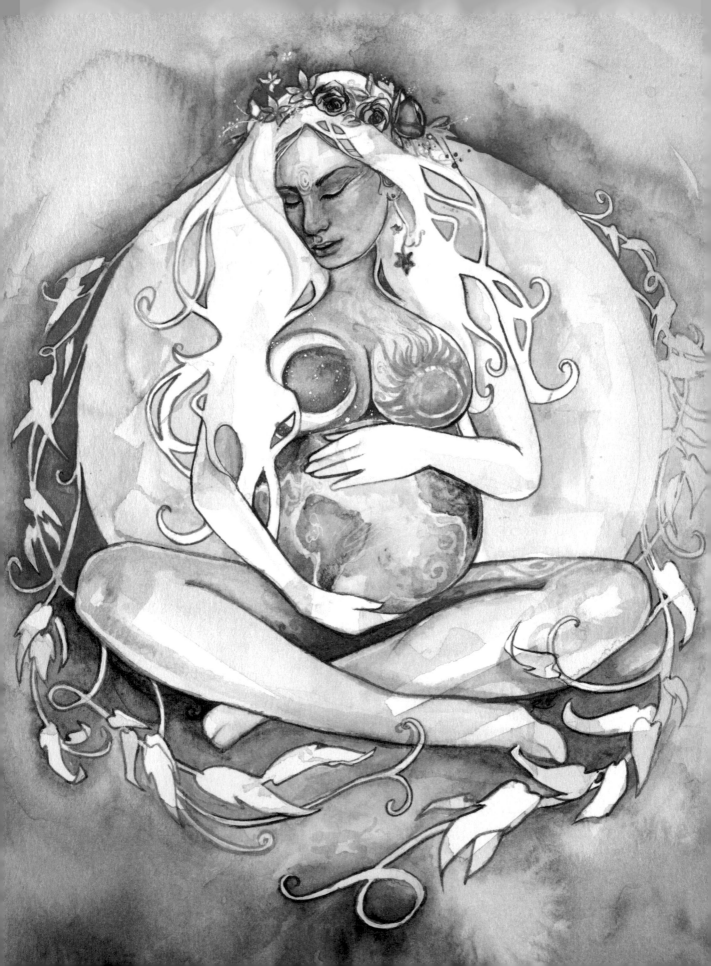

大地之星脈輪女神

伊南娜（Inanna）*是古代蘇美人的造物女神，在古代蘇美人的楔形文字中，這個名字的意思是「天女」。傳說中她是掌管性愛、美麗、愛情、財富、戰爭和智慧的女神。隨著時間演變，伊南娜的身分也開始和美索不達米亞女神伊絲塔（Ishtar）混在一起，可說是萬神殿中最被注目的女神，也是有史以來少數能夠橫跨不同文明的一位女神。她在地球人世間擁有的古老崇高地位，以及她所掌管的眾多獨特能量，使得她足以成為大地之星脈輪的主要女神。在歷代女神當中，伊南娜是唯一真正能夠代表婆薰陀羅（也就是大地的女兒）的女神。*

正如伊南娜的身分已隨著時間演進而改變，從地球上最古老的女神，轉變成一個擁有人類所渴望的一切——包括愛情、性愛、財富、權力——之強大女神，同樣的，你對自己身分的認同也會隨著內在的成長而有所改變。你有沒有發現自己有哪些新的能力正在增長？你可以呼請伊南娜女神來幫助你重新建立自我形象，並安心地探索自己的各種真實面目。（若要呼請伊南娜女神，只要稱誦她的名字，你就可以接通這股古老的能量流，感受到她的力量環繞著你。）如同過去的她一樣，你也是一個聰明而步步為營的生命，能夠隨環境需要而改變。請讓自己成長、延伸和發展，並且相信，你這樣做是安全的，而且受到保護。大地之星脈輪的神奇定錨魔法將會幫助你，在你發現處處充滿奇蹟時依然保持穩定而且持守重心。

另一位較為現代的強大女神原型是**帕查瑪瑪**（Pachamama，大地媽媽），她是掌管萬物生長、生育，以及自然災害的印加女神。安地斯山脈地區的母語克丘亞語中，Pachamama 的字面意思就是「地球母親」。帕查瑪瑪是我們地球的心跳和生命線，時時富饒肥沃並孕育著新生命。她代表著神聖女性能量的最高進化，也是我們在薩滿旅程當中最親密的盟友。帕查瑪瑪利用她的動植物盟友創造了一個強大的堡壘，對你提供最有力的支持。請將她視為你與大地能量的一個連結。每次你摘起一朵花、或是播下一顆種子時，都請輕聲向她祈禱。感謝她帶來豐收和神聖寄託。你甚至可以在花園中為帕查瑪瑪布置一個小聖壇，朝東方撒一些種子，代表她對新生命的祝福。

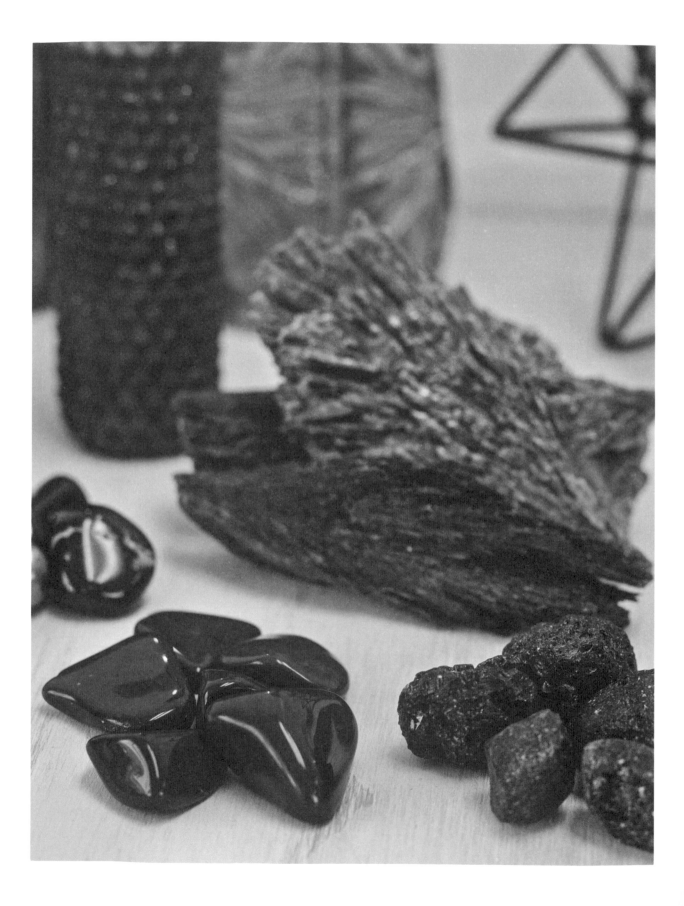

大地之星脈輪的
寶石、精油、及藥草

大地之星脈輪寶石

黑色藍晶石（BLACK KYANITE） 能淨化來自其他人、地、物的能量。就像進行大掃除一樣，幫你清除掉那些對你無益的能量，並將它重新導向。它是唯一可以立即清理其他晶石中負面能量的一種寶石，而且它本身不需要被清理或淨化。從事跟能量工作有關的人，應該都要在自己的聖壇上放一塊黑色藍晶石，以隨時保持乾淨的能量。

板鈦礦（BROOKITE） 能夠促進不同次元間的連結，因此有助於擴展你的能量場，接收與調和其他次元與靈性層界的頻率。能量頻率的擴大，有助於人們超越傳統五種感官覺受，獲得新的智慧和知識。當你在進行薩滿旅程或任何形式的高階靈性體驗時，不妨將它帶在身邊，協助指引你擴展和整合更高層次的覺知意識。

石化木（PETRIFIED WOOD） 是已經脫氧、變成化石的老樹枝和樹幹，其有機元素已經完全被分解，而在木質層之內形成石英層。有些石化木帶有紫色、橙色、紅色和棕色的漩渦紋路，彷彿可以帶領你通往神奇的地心。從這種神聖寶石的最核心，你可以聽見祖先在向你低語。將這顆晶石握在手中、或是擺放在家中，它會為你傳達來自遠古的訊息與靈感。

紅碧玉（RED JASPER） 有助於增強血液和內臟器官的功能，為你儲備個人能量和耐力，幫助你做好戰鬥的準備。美洲原住民在戰鬥或衝突時，經常會佩戴紅碧玉來增強自己的意志和勇氣。

紅紋瑪瑙（SARDONYX） 是極具耐力和延展力的勇士，能夠時時提醒你，你比想像中的自己還要強大許多。每當你發

現自己遇到艱難挑戰時，請把紅紋瑪瑙握在手中進行冥想，讓它來協助你連結你的內在戰士。

泰國隕石（TEKTITE）是一種強大的護身符，特別是對於人與人之間的靈魂連結。它其實是一種流星隕石玻璃，因此同時擁有大地之星脈輪的接地能量、以及靈魂之星脈輪的祝福與揚升能量。被迫必須相隔兩地的戀人，不妨先將兩塊泰國隕石放在一起，分開後各自持有一塊，利用這塊晶石來進行心靈感應的交流，相互傳遞智慧和訊息。

西藏石英（TIBETAN QUARTZ）是大地之星脈輪的首席療癒大師。它能把你帶回大地母親蓋亞的懷抱中，讓她來守護你、支持你。用西藏石英來做冥想，有助於治療、舒緩和滋潤你的身體。

要使用大地之星脈輪寶石來進行療癒，你可以幫自己造一個地下祈請壇。在隱密的泥土地，挖一個大約 10 至 12 英寸（25 至 30 公分）深、4 至 5 英寸（10 至 13 公分）寬的空間，好像在地球上挖一個神聖小口袋那樣。

建造這個祈請壇之前，先確定你想要祈求什麼。可以祈求關於自己、家人、房子等這些小事，也可以是關於整個地球、甚至整個宇宙的大事。（當你祈求時，最好是能滿足你個人的需要，同時也能符合他人的需要。）然後收集一些跟大地之星脈輪相對應的寶石、精油和藥草（見第24頁）。接下來，唸一段祈請文或禱詞，感謝地球為你提供的這一切果實，以及她帶給你的智慧和安全感。然後盡量以自然的方式挖開地面，如果可以的話，請用你的雙手去挖，去感受你與地球之間更深層的聯繫。

挖好這個地球的神聖口袋之後，用你的右手拿一、兩顆大地之星脈輪寶石，對著它們吹氣。然後一邊將它們放入蓋亞大地裡面當作定錨，一邊輕聲唸你的祈請文或禱詞，把你想祈求的事物能量貫注到它們裡面。比如，你希望獲得力量和勇氣，來幫助你度過生命中某個艱難時刻或事件，那麼你可以把紅碧玉埋進去。或是，你可以用西藏石英來祈求自己或其他人身體健康。花點時間去感受一下這些晶石本身的能量，以及它們要為你帶來的功效。發送你的意圖，感受一下那個意圖的頻率與你所選用的寶石頻率相互共鳴。

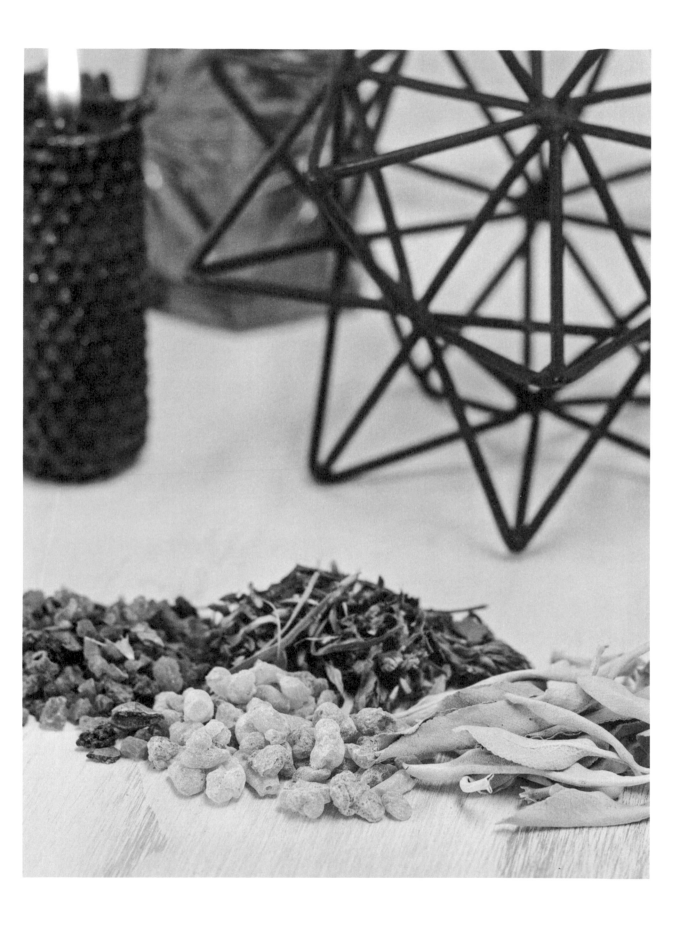

34

你也可以試著把相對應的藥草和精油用在這些晶石或大地本身，藉此來整合另一層次的能量。例如，打從聖經時代開始，乳香樹脂就一直被用來作為祭禱供品，乳香精油是非常理想的選擇，白色鼠尾草葉也是。乳香能穩固願望和意圖的能量，幫助它們扎根，同時也是獻給本源 /神 / 造物者的神聖供品。白色鼠尾草葉經常被美洲原住民拿來清除和淨化人身上和場所的負面能量與低階頻率。將單片白色鼠尾草葉和幾滴乳香或一塊乳香樹脂，一起放在你的地下祈請壇裡面，可以為原本就相當有效的儀式增加另一層次的神奇效果，有助於集中你的禱詞的強度。將晶石放在精油和葉片上，然後，將左手掌心朝下蓋在這個洞的上方，唸最後一句禱詞，感謝它們為你帶來的祝福。

當你要將這個地下空間封住時，也跟挖開時一樣，儘量都徒手來做，不要使用工具。一邊親身去感受蓋亞母親肥沃土壤的恩賜就在你指間，一邊用祈禱、唱歌、微笑、哭泣、說話或低語，任何一種方式都可以，把你的需求表達出來。你知道大地的女兒正在傾聽。她看得到你，她疼愛著你。

某些療癒師會建議你，當你將這些供品放進洞裡一年零一天之後，要再次去造訪那個空間。有些人則認為神聖還願並不是那麼重要。你可以聽從你個人的直覺，決定是否要回去那個地點、或是什麼時候回去，以及要不要去照料你所創建的那個空間。如果你埋入的是有機物，它是可以一輩子都留在地下的，因此，你大可放心把你的供品留給蓋亞母親，讓他們永遠在一起。

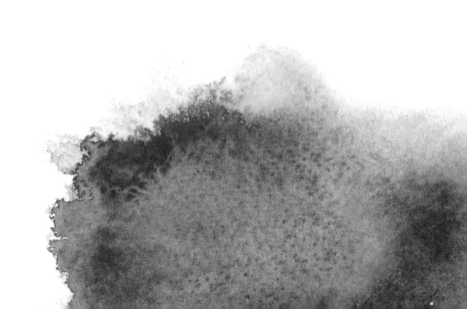

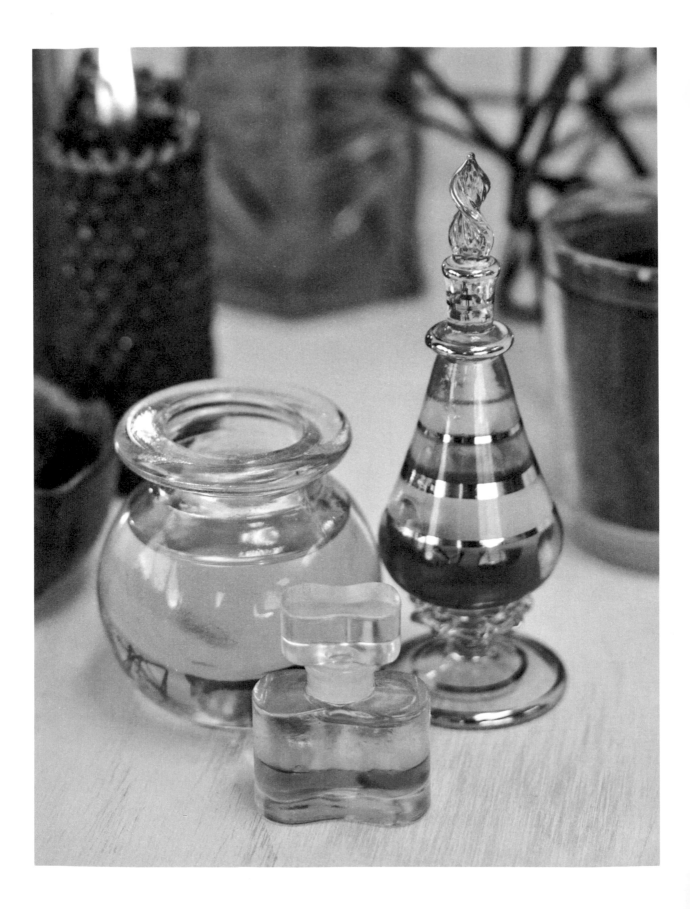

大地之星脈輪的
藥草和精油

在美洲原住民的傳統中，**儀式菸草**（Ceremonial Tobacco）被認為是獻給大靈的一種神聖祭品，通常人們會把它放進藥包裡或裝在小袋子中，特別是用在治病儀式或是祭典上。焚燒**白色鼠尾草**（White Ceremonial Sage / Salvia apiana），可以淨化低階頻率或阻塞的負面能量，效果奇佳。將白色鼠尾草捆成一束，點燃其中一端，然後將火焰吹熄，整束放在耐火盤中，逆時針從東方到北方把煙搧開，讓煙霧籠罩你整個人和你的神聖空間，把所有對你已經無益的能量、感受，或情緒通通清除掉。**黑胡椒和紅胡椒**（Black and Pink Peppercorn），無論是整顆胡椒或是磨成粉末，或是製成精油，都具有保護、接地和提升勇氣的作用。**紅花苜宿**（Red Clover）能夠幫助排毒和淨化，**沒藥樹脂**（Myrrh Resin）則能邀請天使能量。**乳香樹脂**（Frankincense Resin）也具有淨化作用，通常用在宗教祭拜儀式中。最後是**南薑根**（Galangal Root），它有助於靈魂出體的體驗，在占卜中更容易與神靈接通。同時對整個身體的健康，特別是中樞神經系統，具有絕佳的保護作用。

在祕魯，向大地母親致敬的方法之一是製作祝福包，或是將可以埋入地底下的有機物供奉給地球母親，作為與我們的地球進行神聖交流的一種方式。畢竟，我們從她那裡得到很多，也該供養一些東西作為回報。

下一頁，我們就來學習怎麼製作自己的祝福包。

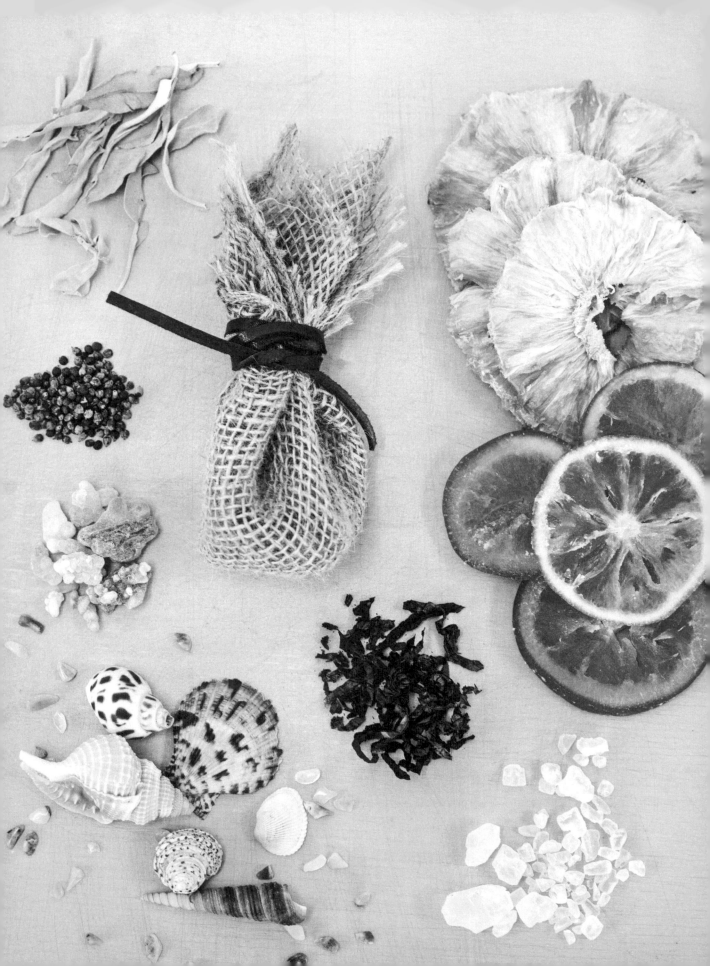

獻給大地媽媽
的祝福包

材料配方

· 白鼠尾草葉 1 盎司（28克）
· 儀式菸草一小撮
· 黑胡椒或紅胡椒 6 粒，或黑胡椒粉一小撮
· 乳香或蜜蠟樹脂
· 色彩鮮豔的糖果或乾燥水果
· 剝一小片結晶海鹽
· 貝殼、寶石或其他有機物
· 一塊 12"x12"（30x30公分）帆布或可分解的布料
· 用來捆紮的細繩或細線

你所使用的材料一定都要是有機、可分解的東西，因為，無論是要將它埋入地下、或是用焚燒或水流的方式，這個祝福包都會回到它永恆的家，獻給大地母親蓋亞。內容材料盡可能種類多一些，而且一定要有鮮豔顏色的糖果。大地媽媽喜歡糖果甜食，也喜歡帶有甜美可愛能量的非食用有機物，一起回到地球。

將所有材料放在帆布或可分解的布料中央，然後將這個祝福包摺疊成正方形或長方形。用繩子或麻線繞三圈，每繞一圈就低聲唸一次送給地球的禱詞。然後把這個祝福包埋入地下或燒掉，或是將它放到海中隨水漂走。任它回歸為最初的元素，帶著愛與感恩之心，祈求大地母親能收到你奉獻的供品。阿門，感謝，一切如是。（雖然祝福包純粹是要獻給蓋亞母親的，通常不用在祈求個人願望，但有些薩滿團體也會製作祝福包獻給帕查瑪瑪，來為群眾祈福。）

大地之星脈輪的塔羅牌、
盧恩符文、及行星

大阿爾克那：教皇

教皇是本源與傳統的守護者，也是一位偉大的歷史老師，能夠幫助你想像現在和未來。教皇的能量存在於大地之星脈輪中，因為這裡正是你連結祖先血脈傳承與歷史智慧的地方。在這裡，你可以找到自己的文化淵源，找到你與大地母親蓋亞間的身分認同。

你可以呼請教皇牌的能量來幫你連結你的祖先。他是你進入祖先血脈傳承之門的守門者。你可以把他想像成是阿卡西記錄（Akashic Records）總圖書館的館長，看守著宇宙曾經發生、或即將發生的一切記錄。

如果你可以接通這些充滿智慧的記錄，你會問什麼問題？你想從阿卡西記錄的書頁中尋求什麼樣的智慧？這些都是極為深層的思考，因此，請允許自己在此停留片刻，好好與教皇的能量連結，思考一下，對於你目前的生命和心靈發展，你最需要了解的是什麼。它是否可以幫助你了解你最早的祖先發生了什麼事，知道他們是如何經歷千辛萬苦而生存下來，好讓你找到自己的生命動機和勇氣？也許你不確定自己的祖先來自何處，而這也驅使了你的好奇心，去尋找自己的根。這時，請呼請教皇牌的能量，請他為你揭露這個問題的答案，幫助你去挖掘你的母親和父親的古老淵源。一旦你知道了自己的詳細出身，你就會對自己這一生的經驗有更多的了解，也會知道該如何好好利用它們。比如說，假使你家族中目前在世的一些親戚對你的祖先和先人智慧仍然記憶深刻，那麼就算你得花費長途旅行才能跟他們聯繫上，也請務必這樣做，因為他們是你血脈傳承藥方的守護者。你也可以透過靜心冥想的方式，祈求祖輩先靈用你現在可以理解的方式，將他們的智慧分享給你，讓你可以應用在目前的生活中。完成之後，請務必向他們表達感謝，然後用這句話來結束你的祈禱：「阿門，感謝，一切如是成真。」

盧恩符文：歐瑟拉

歐瑟拉（Othala）是北歐戰神奧丁（Odin）所獲得的二十四個古弗薩克文字（Elder Futhark）其中的一個，據說擁有其他所有盧恩符文的威力和能量。歐瑟拉也被稱為血脈符文，因為根據傳說，它是祖先之根的居所，我們的父母血脈命運就是在這裡決定的。這正是大地之星脈輪的工作，因為它是我們家族業報的過濾器，可以讓我們不需要在第三次元的人身形態中，再去淨化或重組我們的靈魂能量。你可以用繪畫的方式、或是將這個符文刻在木頭上，來跟它的形狀和訊息做最深層的連結。有些人也會收集一些繪有盧恩符文的珠寶首飾，或是把符文直接刺在身上。無論使用哪一種方式，你都要知道，這些文字的形狀本身就帶有很強的法力，能夠超越時空來傳遞能量。

行星：冥王星

雖然技術上冥王星不再被認為是行星，但在討論脈輪的功能目的時，我們仍將它視為行星看待。冥王星代表死亡、轉化，以及肉眼看不見的一切事物。在希臘神話中，冥王星由冥界之神黑帝斯（Hades）掌管，代表我們這一世的業力義務（源自前世的行動和決定）。可以想想看，在你生活各個層面，是不是有某個部分特別需要改變：你在肉體上、情感上、精神上是不是都已經有所成長？所有的人類都在經歷成長和變化的無止境循環；事實上，每隔七年，人體的大部分細胞就會自行改造然後重新生出新的細胞。如果你正在積極尋求改變，不妨查看一下你的出生星盤中冥王星坐落的宮位以及你的星座。宮位能夠告訴你此生需要特別去改變的部分，而星座則可幫助你了解該如何應對你生命中的變化。

大地之星脈輪的原型

原型的概念最早是由心理學家榮格所提出，它代表人們在世間生活中所表現出的種種集體潛意識面貌。在大地之星脈輪，當你進入到蓋亞的最內部深處，就會與你的「*母親*」原型相會。你會被她緊緊擁抱，體驗到一股強大的覺醒力量。你的同理心和柔軟的內在會不斷提升，漸漸地，你會發現你愈來愈能夠付出愛、溫柔，以及恩慈，那可能是你這輩子從未擁有過的東西。比如說，假使你小時候情感匱乏，你可能會發現，長大後你很難接受別人的愛，也很難有同理心。如果是這樣，那麼母親原型就能夠幫助你去體認你自身與生俱來的價值。你是神所創造的神聖生命，值得被愛、被尊重、被崇敬。當你從母親原型那裡得到愛的祝福時，你就不太可能在那些沒有愛的地方去奢求愛。家族與世代的療癒都是從大地之星脈輪開始的。

大地之星脈輪梵咒

Om Mani Padme Hum（譯音：唵 - 嘛 - 呢 - 叭 - 咪 - 吽）可能是所有梵咒中最神聖的一句，因為據說這句梵咒的頻率包含了佛陀的一切教導。這句梵咒的字面意思是：「我稱頌蓮花中的寶藏」，它反映了最純粹的悲憫心之物理基礎與體現。靜心冥想時一邊複誦這句梵咒，你就能連結大地之星脈輪，得到它的保護，幫你穩固你的能量，讓你感受與大地母親蓋亞更親近相連，由此展開療癒旅程。

思考一下，為什麼光是這句咒語就能啟動佛陀的一切教導和庇佑，這是什麼意思。你可能會發現，儘管那些教導非常繁多複雜，但所有靈性教導都是互通的。研究脈輪所得到的最大領悟之一就是，你會發現能量的神聖樸素性；它從你體內的一個能量中心一路順暢流動，不需要任何指示或指引。冥想一下這種單純且毫無作意的概念，然後進一步思考，你該如何藉由深化自己的覺知意識和悲憫心，來讓自己受益。好好接收你身邊出現的一切祝福。

冥想練習：
活化大地之星脈輪

在啟動大地之星脈輪之前，你得先把你的能量深深穩固在地底下，這樣你才能得到穩定、滋養，以及支撐。現在，你要先回到你的內在中心，去體驗、體現。和整合這個神聖能量頻率，然後才將它反射到地球上。請讓以下這段簡短冥想來引導你。

1／ 首先，感謝大地媽媽帕查瑪瑪、蓋亞、馬塔的照顧，她讓你此生能夠在這顆美麗的星球上快樂生活。

2／ 感謝時，請閉上眼睛，全身放鬆。感覺你身上所有的肌肉和脊椎骨都變得非常柔軟，能夠讓能量在其間順暢通過。

3／ 現在，觀想一顆美麗、閃亮、紅黑色的梅爾卡巴幾何星星正在你面前閃閃發光，她的紅黑色光芒在你身邊四周所有物體上脈動閃耀。請伸出你的雙手去觸摸它，與她的頻率連結，去感受她的地球脈衝的溫暖。是不是像一個熔岩子宮，正在召喚你、邀請你回家？這提醒了你，事實上你從未與大地母親分離，大地母親一直都知道你、疼愛你，而且欣賞著你這個生命。

4／ 在她的懷抱中享受片刻，然後將她放下來交還給地球，讓她經過地殼和地函、然後進入地心，在那裡，她可以重拾愛與安全感的心跳。你從不曾遠離她。

阿門，感謝，一切如是成真。我們繼續前進。

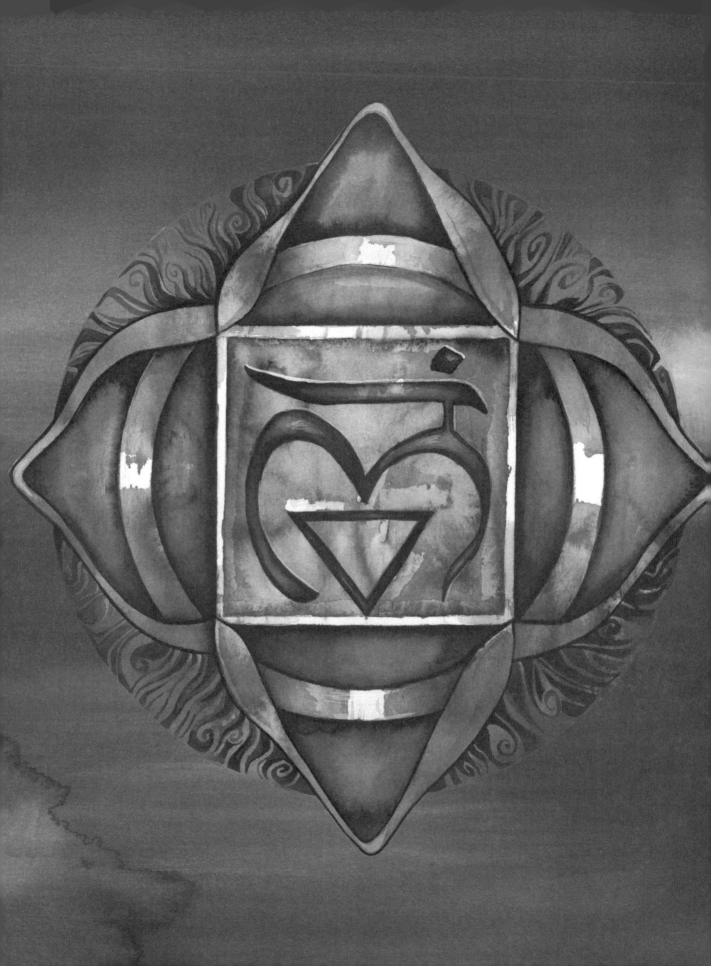

Ch

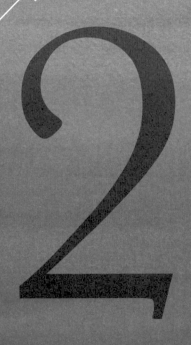

2

海底輪
Root Chakra—

木拉陀羅 *Muladhara*

海底輪位於人體尾骨的最底部，是你生命穩定性的核心。
如果它失去平衡，你整個人會感到焦慮、緊張、頭暈，像
暈眩一樣。如果這個脈輪過度活躍，你會感覺自己的人生
無法前進，無論是個人生活或是工作領域上，都無法順暢
進展，你的主要人際情感關係也會停滯不前、死氣沉沉。
這兩種極端情況都會為你帶來極大困擾，你的生活會完全
受制於它。

這是因為，海底輪是上下脈輪之間的主要平衡點。如果海底輪失衡、或是不受關注，就會相對影響到你生活的各個層面，這也是為什麼，許多能量療癒工作者和靈氣治療師在進行脈輪療癒時，都會從下層的海底輪（甚至更底部的大地之星脈輪）開始，然後一路往上，到眉心輪、頂輪、靈魂之星脈輪，然後接通本源。如果你的海底輪很活躍、乾淨，而且功能良好，你就能自由自在順暢行動，你會知道自己很安全、受到支持，而且受到關注。

在梵文中，Muladhara（木拉陀羅）的意思就是「支撐」或「根」。這個部位也是男性性能量所在的位置（女性性能量則位於生殖輪）。大地之星脈輪是我們與礦物、水晶、地下動物與昆蟲精靈所在的大地王國之間的門戶，海底輪則是我們與自身物質王國之間的門戶，這個「物質王國」包括有形肉身與生理結構，它讓我們現在可以安心存於三次元空間中。海底輪的男性能量並非男性所專有；它指的是一種具有保護力的能量場，可以讓人在其中感到非常舒適安全，而無關乎個人的性取向或性別。當你學會連結自身的男性能量流，你就等於在自己的人生旅程上找到一個穩定的同伴，他會讓你時時處在穩定踏實的狀態，讓你的工作和生活都成果豐碩。

在這一章，你會學到很多有關根植大地的知識，這個概念比許多人認為的可能還要更復雜一些。人如果無法接地扎根，首先面對到的困難就是同理心，這同時也是能量療癒工作者遇到的最大挑戰。很多人都還不知道如何同時連結上、下層脈輪，好讓我們在接通和接收指引的同時，可以鞏固此一新的智慧，將它整合進來，然後顯化為有形利益。如果你不夠穩固扎根，效果就很難達成。

在能量領域的用語中，所謂「顯化」（manifestation）就是將無形的思想意念轉化為有形之物，或是將你的渴望付諸現實的那個行為。要顯化一樣東西，你必須讓它的密度增加，形成能量，來創造出新的物質形態，要做到這件事，你必須將你的能量緊緊固著在地球上。如果你沒有先將這個能量固定住，你的顯化就會變得無根，你所創造出來的東西就會很短暫，而且飄浮不定。就像你要建造一棟房子，但卻沒有先打好地基，這樣房子根本就建不起來，是吧？同樣的，你也不應該試圖在飄浮不定的乙太層創造或顯化事物。我經常告訴我的學生，要能「向上揚升，向下扎根」，用這句咒語來自我提醒，我們既擁有根、也擁有翅膀。你既屬於物質大地，也屬於精神靈界。你同時居住於這兩地。因此你必須同時從這兩個地方去創造事物。

冥想練習：
感應你的海底輪

感應脈輪的目的在於幫助你接收能量，因此這個練習是要協助你去進入這個脈輪或能量中心，充分經驗它的能量。先用一點時間把你的能量召喚到當下：你可以大聲叫自己的名字，來喚醒你的個人能量。專注於當下此刻。現在，你沒什麼東西需要改變、修復、更動、或轉向。現在，你只需要全神貫注於當下。然後讓以下這個冥想來引導你。

1／ 進行這個冥想時，可以站著、也可以躺下來。雙臂往兩側平伸，雙腿伸直，抬頭挺胸。感覺你的身體就像一棵大樹：手臂是美麗的樹枝，指甲是形狀可愛的樹葉。接下來，將注意力放在雙腿。你的雙腿也是強壯的樹枝，兩腿併攏時，就變成堅固的樹幹。脖子是這棵樹的另一個枝幹，仰起臉看著天空，去領略這個世界的美好，感受你所呼吸進來的空氣帶給你的生命力量。當你意識到自己本身就是大自然，你會發現，自己與偉大豐饒的大地媽媽帕查瑪瑪之間完全沒有距離。

2／ 母親形象是最重要的原型之一，因為母親不僅僅是你生命中的一個人物或角色，而是擁有各種不同的示現型態，是你在各個方面的教導者。有些是以慈愛母親的形象出現，保護你的安全、養育你長大；有些則以暗黑母親的形象出現，以自私行為和個人欲望危害你的幸福。現實世界人類的母親則大多介於犧牲和遺棄之間。一種會傷害我們；另一種是傷害她自己。

3／ 要辨別你得到的是哪一種類型的母親能量，你可以試著去感覺，在你的生命中、或你的能量領域裡面，是否有什麼地方覺得自己被忽視。把注意力放在那些地方。有沒有什麼事情可以幫助你療癒這種被忽視的感覺？如果你沒有感覺到自己有任何方面被忽視，那麼請感受一下你所受到的良好照顧。一旦你能確定自己到底是受到良好照顧、還是被忽視，接下來你就可以針對海底輪的能量做出有效的平衡療癒。

4／當你能夠平衡大地（地）與本源（天），當你能夠穩穩立於下層世界與上層世界之間，並允許自己同時接收兩端的能量，整合兩端，也成為兩端，你的意識覺醒就開始進入了更深的層次。讓自己保持對現實當下的好奇，同時關注你在兩端之間的平衡位置。問問自己，哪個部位讓你感覺與本源能量有最強的連結感。你與這兩個世界的各自關係如何？你如何同時保持自己內部身體與外部生活的平衡？

5／現在請觀想一下。就在你讀到這些文字的當下，你也正橫跨著這兩個世界。你是上層世界與下層世界的壯麗結合。讓自己現在就去感受那股力量，那種緊密相連。感覺你的臀部敞開，觀想一道明亮的白色宇宙光束，穿過一切萬物，進入到你的腳心，從地心一路往上，穿過蓋亞和大地之星脈輪，穿過海底輪和其他脈輪，穿過頂輪和靈魂之星脈輪，然後進入遙遠銀河。

6／然後，你看到你的頭頂向著天空敞開，讓那道白色宇宙能量光束從宇宙最遠處返回，穿過無數恆星和星座，再向下穿過地球大氣層，進入到你的靈魂之星脈輪和大地之星脈輪，穿過中脈，繼續向下穿過下層脈輪，然後回到……這裡。這裡是母親的子宮；這裡是蓋亞最上層界域；在這裡，人們行走、學習、成長、愛、歡笑、

迷失，還有探索。在這裡，無形能量轉變成有形物質。

7／你就在這裡。在這裡，你可以安歇、安全、被連結，而且能夠釋放掉一切對你不再有益的能量。在心中默唸、或是大聲說出這段話：「守護天使，請祝福我們，因為我們結合了上下兩個層界的魔法和智慧。當我們佇立於兩個世界之間，請保佑我們平安，並擴展我們的意識，成為宇宙大愛與合一的反射。阿門，感謝，一切如是。」

8／結束這段感應冥想之前，請做一次深呼吸。吐氣時，想像你把一個金色的太錨往下拋進你腳下的地球內部。做這個動作時，請感受你腳底有一股強大的力量正在支撐著你。讓自己在這裡休息，你知道自己是安全的、完整的、健康的。這些都是海底輪送給你的禮物。願它們永遠能為你服務。

海底輪的問題反思

反思書寫能夠為你提供一個安全而神聖的管道，來統整你正在學習的內容。語言文字是非常神聖的，古人相信，我們說出或寫下的每一個字，若不是成為祝福，就是一種詛咒。因此，要留心你說出的話語，但也要好好運用它：你愈常書寫，你的字句使用就愈順暢，也愈可能透過你的話語文字開始去接通靈性智慧。這樣一來，你就多了一種靈性天賦可以使用了。

現在，請跟隨以下問題，來深入思考海底輪的能量。如果可以的話，你可以燒一些跟海底輪對應的藥草薰香，或是塗一些海底輪的精油，或是在書寫時一手握著海底脈輪的相應寶石。

1／ 海底輪是業力記憶的所在，是你的祖先過去所行、所思，以及生活經歷的記錄，它是你的祖先們在面對重大事件時留下能量烙印的地方。當你回想過去所儲存的經驗記憶時，你的腦海會浮現哪些詞語、詞彙、符號、或是想法？請記住，過去所儲存的記憶通常會以行為和信念的模式重複浮現出來。當你開始對自己的內在假設發出質問時，那些對你不再有益的模式就會被你揭露出來。想想看，有哪些東西是你認為理所當然的，特別是你長久以來所堅信的觀念以及根深蒂固的行為（比如吸菸），這會有助於你重新去調整自己的行為和信念，使它更符合你對生命的期待，擁有健康、幸福與平靜的生活。那些讓你的愛情、金錢、工作以及幸福之能量受到限制的陳舊過時模式，是從哪裡醞釀出來的呢？如果你可以接通那些能量，它們會對你傳遞什麼訊息？

2／ 你現在的生活是否讓你感覺安心？為什麼？什麼事情、或是什麼人讓你覺得很安心、很有安全感？安全感的根基就在海底輪，因此，去了解你的人際關係是否讓你覺得安心、自在、受到保護，是很重要的。

3／ 你如何把大自然跟你的凡常生活或神聖空間整合起來？如果你想要深化你與海底輪能量的連結，很要緊的是去靠近大自然的能量場，不管直接徜徉在大自然中，或是把大自然裡的一些東西帶回來當作室內裝飾，從山林中收集到的一些神聖物件，或是大自然在你家門前留下的禮物。比如，用孔雀（以及其他神奇鳥禽）的羽毛來進行療癒工作以及做裝飾，就是將大自然的魔法帶入日常生活的一種方式。

孔雀跟海底輪的關係非常密切。希臘神話中，宙斯的妻子天后希拉（Hera）有一位護衛名叫阿古斯（Argus），他因為有一千隻眼睛，因此能夠一直看護著希拉。阿古斯後來被人所殺，希拉為了紀念他的忠心，就將他的一千隻眼睛取下，鑲在她最愛的孔雀的尾巴上。因此，孔雀就成了希拉的圖騰生物，像阿古斯一樣保護著希拉。想想這個故事。你生命中是否也珍藏著一個這樣的護身圖騰，為什麼是它？孔雀有引起你的共鳴嗎？如果有，為什麼？

書寫完畢之後，請用手勢、語言、聲音、或是其他供品，向你的指導靈和高我致上謝意，感謝他們在你書寫時陪伴著你。把你的寶石和其他書寫工具收存在一個固定地方，便於你下次進行更深入的反思時使用。

海底輪的相關對應

女神

佩蕾、迦梨（卡莉）

寶石

黑碧璽、黑煤玉、黑瑪瑙、
紅色東菱石、紅碧玉

塔羅牌

大阿爾克那：世界

盧恩符文

亞吉茲（ALGIZ）

精油／藥草

五香（多香果）、歐白芷、牛蒡、
番椒、雪松、丁香、蒲公英、
肉豆蔻、紅辣椒、迷迭香

行星

土星

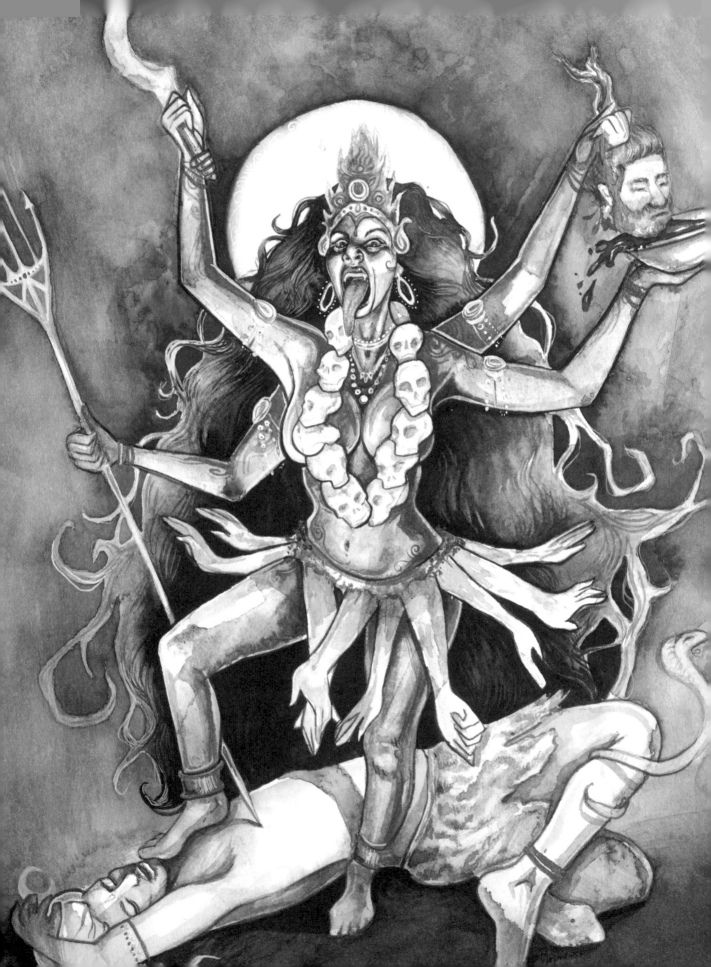

海底輪女神

佩蕾（Pele）**和迦梨**（Kali，卡莉）**是海底輪對應的兩位主要女神，她們也是運用火元素來顯化、轉化以及造物的兩位女神。佩蕾來自夏威夷萬神殿，是夏威夷群島火山熔岩的守護神，迦梨則是掌管死亡和轉生的印度教女神。**

要與這兩位女神一起工作，首先你必須懷著崇敬的態度進入她們的古老領地——地球。也就是說，你必須小心翼翼地行走於地球，只拿取你需要的東西，並且要讓這個星球比你與它相遇時更加美麗。向偉大女神致敬的一種方法是，你要開始將自己視為一個神聖生命，提升你對自己的看法。當你能夠對自己升起深切的敬重之心，這種態度就會成為你的第二天性，因此你也會以這樣的態度去對待他人和地球。當你能夠展現出這種敬畏之情，這兩位女神就會對你敞開她們的大門，讓你接受到佩蕾的熱火溫情，與迦梨的轉化神力相互凝視。

當一位神靈對你示現祂自己，你可能會開始密集地看到與她有關的符號，或者，你可能會在靜心冥想時清楚感覺到她的能量。當你呼求佩蕾和迦梨等這些女神，你會開始在最平凡的生活瑣事中處處看到她們的回應。當你感到恐懼不安（比如遇到疾病纏身、個人生活或政治上遇到危機，或是正在經歷轉型和變革），你都

可以向這兩位神靈求助，因為這兩位女神都有能力化解你所遇到的難題。

這兩位女神都是以破壞來作為創造的工具，藉由有意識的釋放掉不再對你有益的事物，來催化新事物的誕生。不過，假如你的意圖不明，那麼請這兩位女神來協助就要非常小心。你必須以無比崇敬的心來對待她們，而且對於她們的強大法力必須有所認識。她們都是女戰神，是憑自己強大的能量功德來保護自己，在這樣巨大的能量場中，出生、生命、死亡的循環輪迴有時也會無情地迴向到她們自己身上。因為死亡是生命的自然延伸，所以這兩位女神邀請我們，要接受生命的一切自然輪迴，並盡情發揮自己的創造力。一旦你對於她們的能力不再感到畏懼，就會發現她們是你最給力的盟友，因為最初她們之所以吸引你，正是因為這股無所畏懼的內在火焰。當你跟她們互動時，請務必竭盡心力、全力以赴。

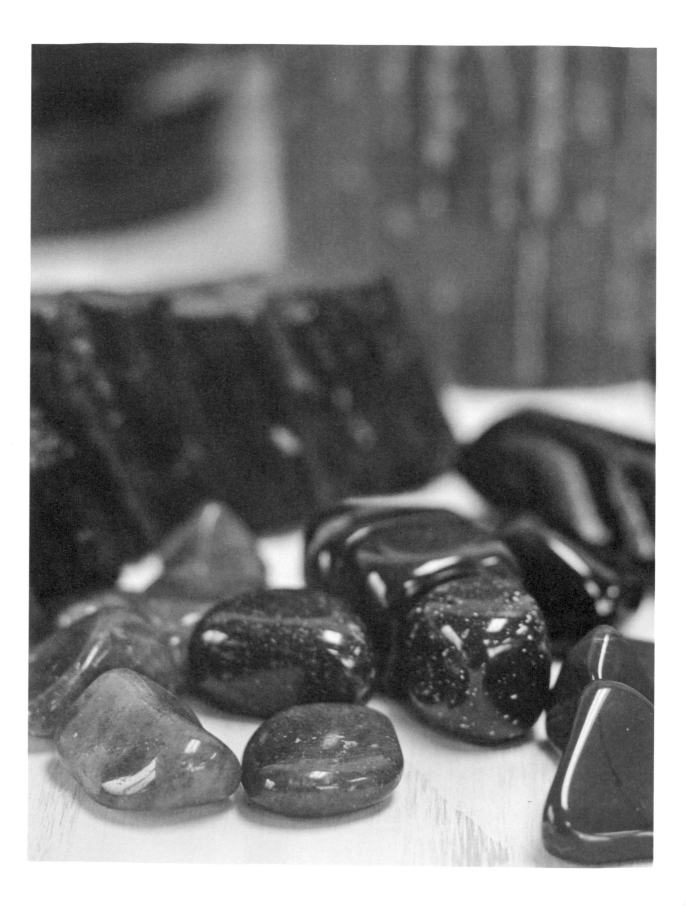

海底輪的寶石、精油、及藥草

海底輪寶石

黑碧璽（BLACK TOURMALINE）
具有護身和守財的作用，可說是礦物界中保護力最強的一種石頭。在房子或財物家當的四個角落分別各放置一塊黑碧璽，可以保護你的住家和土地，在車子裡放一塊黑碧璽，可防盜竊。

黑煤玉（JET）是一種木頭，是經過其他物體堆壓其上之後腐爛脫氧而形成。雖然重量很輕，但卻具有很強的保護力，不僅可以消除詛咒或巫術，還能辟邪、濾除來自過去世代或前世的惡咒。我們的祖先相信，黑煤玉可以保護他們免受疾病之擾，包括瘟疫。

黑瑪瑙（ONYX）能夠吸附和轉化人體內部和場所的低頻振動能量。據說，佩戴黑瑪瑙的人，不僅能夠身強體壯，還能招來好運和財富。

紅色東菱石（RED AVENTURINE）
能夠淨化與解除有毒的能量，幫助清除過去創傷，促進我們與本源能量的更深層連結。它還能幫助促進體內循環，釋放體內累積的毒素，使血流更加順暢。

紅碧玉（RED JASPER）是一種戰鬥力極強的石頭，能夠提醒佩戴者自身所擁有的力量和毅力，來面對各種艱難挑戰。美洲原住民相信，紅碧玉能夠為即將參戰的戰士帶來力量。石頭本身的紅色就代表了這種石頭的護身能力，戰士因此不需要流血。

要使用海底輪寶石來進行療癒，可以試著幫自己製作一個「護身藥包」，來幫助你穩定扎根。首先，找一塊對你有特殊意義的布料，可以是你喜歡的一件舊 T 恤，或是你小孩的衣服，或者一條已經不再使用但是捨不得丟掉的小毯子。尺寸大小最好是長寬各約 4 英寸（26 公分），這樣才能包得住兩到三塊小石頭以及你想放進去的各種藥草。另外還要準備一段用來捆束的麻線、絲帶或是漂亮的棉線。

製作藥包時，請完全聽從你自己的直覺來引導你該放進哪些東西。如果你真的聽從直覺，你甚至可能連照片、貝殼、寶石、珠寶首飾，或是一些讓你驚訝的東西都會放進來。請相信自己的直覺。如果你的直覺告訴你現在應該放入那些東西，那表示那些物品對你現在的療癒是有意義的；它有重要的事情要教導你或告訴你。你可能不知道原因，但事後再來看，可能就會發現它的意義。物件都收齊之後，請將它們放在這塊布的正中央。一定要把全部的東西都放在裡面包好。記得，每放進一樣東西，都要帶著虔敬之心，一邊默唸禱詞祈求平安和保護。東西全部放進去之後，將這塊布的四個角提起來，一一往中央摺，折成一個長方形或正方形的「信封」。然後用麻線、緞帶或棉線繞三圈，將這個信封紮起來，最後打上結。（根據魔法，三這個數字代表三相女神、月亮的三個圓缺變化階段，以及父、子、聖靈三位一體的上帝等等）。

打好蝴蝶結之後，對著這個藥包吹一口氣，將生命貫注給它，並感謝它所帶來的療癒效果。你可以隨身攜帶這個藥包，或將它放在你的聖壇上。有的人會把他們的藥包保存好幾年、甚至數十年，有的則會把藥包埋到土裡，或是燒掉，或是放入海裡流走。你的指導靈會告訴你該怎麼處理這個神聖藥包，請相信自己的直覺。傳統上大部分人都會將藥包埋入土中，只要所有的內容物都是可分解的有機物就行。願它能夠保護你平安。

…… 蒲公英據說能夠連結冥界，讓生者更容易與亡靈溝通。

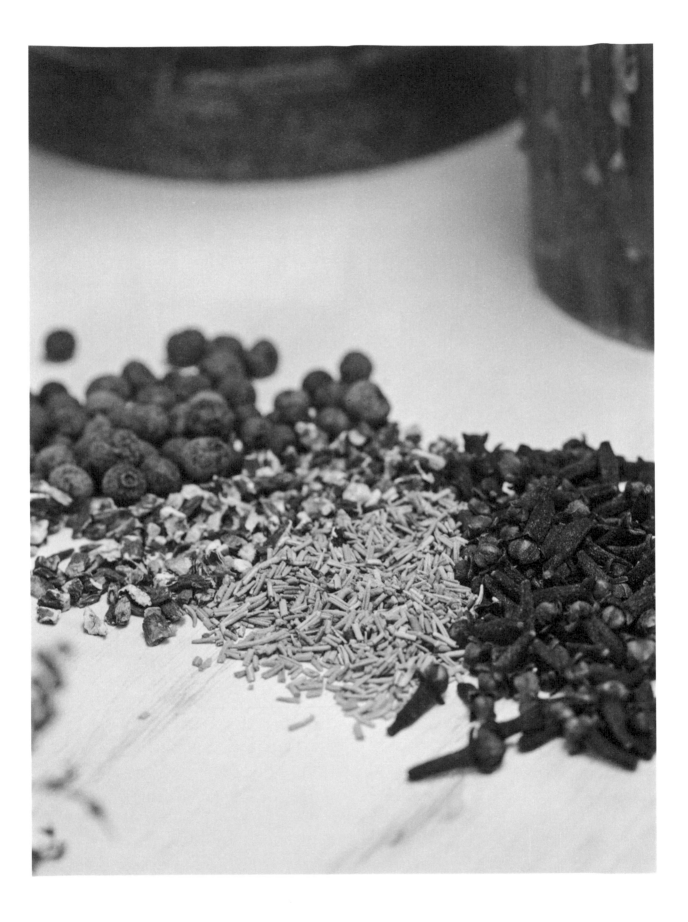

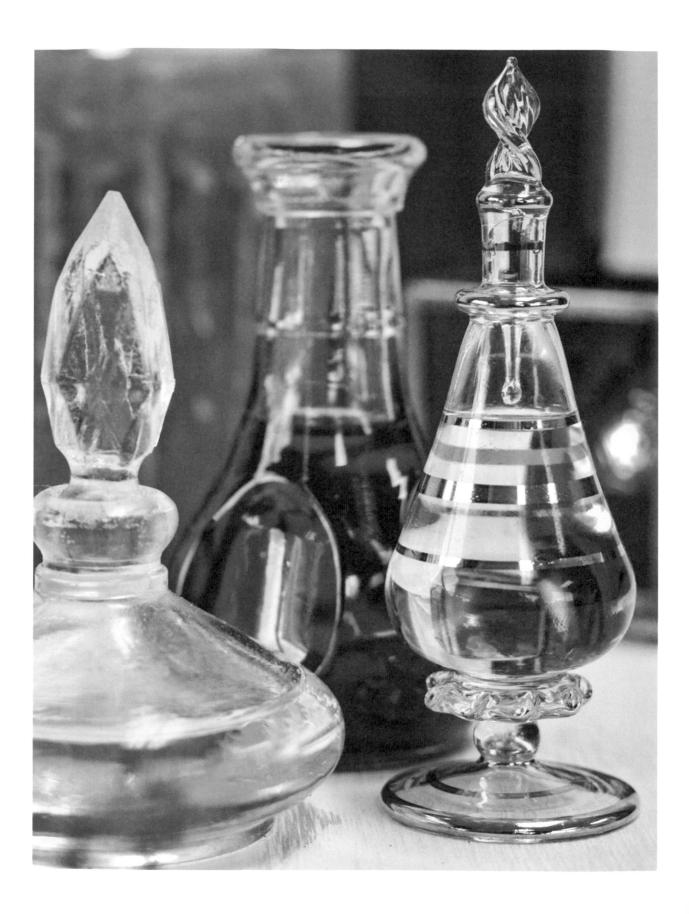

海底輪的藥草和精油

牛蒡（*Burdock*）能帶來精神和力量，也能清理負面思想與振動的氣場，尤其用來淨化個人內心的負面意念特別有效。**丁香**（*Clove*）具有保護作用，除了可以幫助你完成願望，還能幫助你連接童年時期與愛或安全感有關的回憶。**蒲公英**（*Dandelion*）據說能夠連結冥界，讓生者更容易與亡靈溝通。**迷迭香**（*Rosemary*）則能協助清除空間中滯留的能量與靈體。**紅辣椒**（*Paprika*）能夠穩定人的能量，讓一些比較敏感的治療師不至於受到個案的情緒影響。**番椒**（*Cayenne*）跟紅辣椒的性質相似，但也可以用在清理和淨化儀式。（番椒還能增加你愛情的火熱度，這不是刻意製造的雙關語喔！）**五香**（*Allspice*，多香果）能夠聚財，帶給人好運。**肉豆蔻**（*Nutmeg*）可使人保有忠誠和好運氣，而**雪松**（*Cedarwood*）有助於穩定能量、強化體能。最後，**歐白芷**（*Angelica*）可以保護人身和財產，並幫助過濾掉負面靈體的影響，尤其是那些因為悲慘遭遇或意外而往生的受傷靈體。

使用藥草和樹脂來療癒時，如果不想在過程中把它們消耗掉或燒掉，有個方法，就是在你的花園裡或聖壇上將它們擺設成美麗、神聖的藥草曼陀羅圖案，可以一次放置數週，然後在療癒工作完成後再拆掉，進行儀式燃燒或分開丟棄，將能量釋放掉。

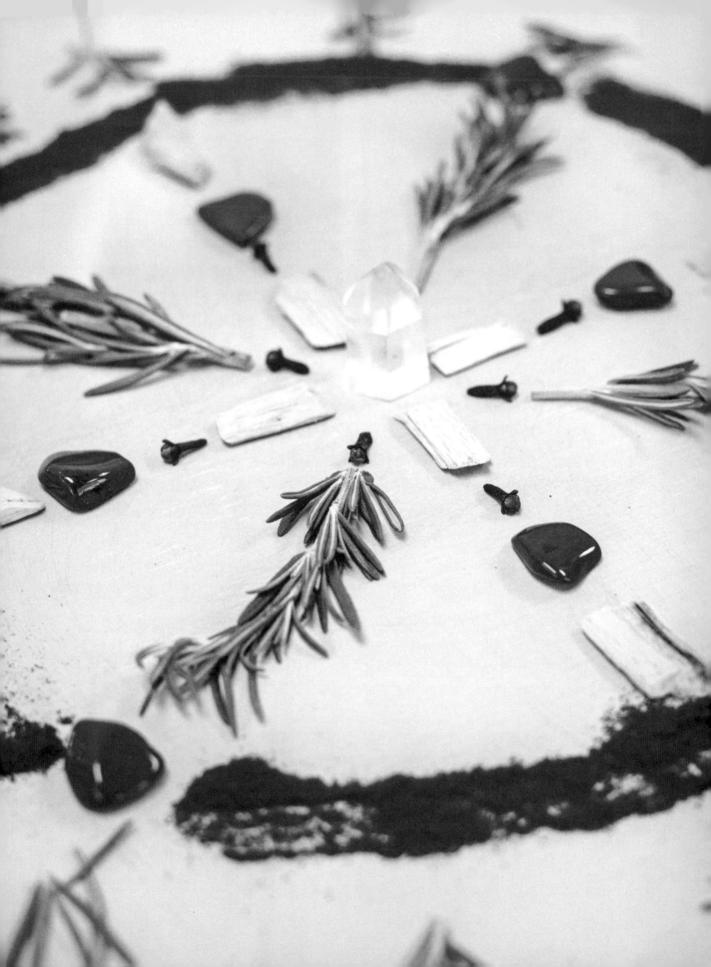

神聖庇佑
藥草曼陀羅

材料配方

- 完整的丁香 8 粒
- 迷迭香 8 小枝（新鮮或乾燥的均可）
- 雪松 8 片
- 番椒粉、紅辣椒粉、五香粉
- 錐形石英柱和海底輪寶石（如果你想要使用的話）

在擺設曼陀羅圖案之前，請找一個合適的地點。你是希望這個曼陀羅暫時擺在那裡？還是永遠放在那個地方？這可以讓你決定要把圖案放在室內或室外。接下來思考一下，你想要得到什麼樣的庇佑，以此來決定圖案的方位。如果想要祈求祖先的保佑，那就要擺設一個朝北的曼陀羅。如果想要獲得清晰視野和思想自由，或是希望有一個好的開始，那就擺設一個朝東的曼陀羅。如果希望擁有強大的戰鬥力，那就需要一個朝南的曼陀羅。如果是希望感情順利，那曼陀羅的方位就要朝西。

接著，把所有藥草和樹脂都擺在你面前，請求你的指導靈來引導你如何擺設這個曼陀羅。不要想太多，只要讓指導靈透過你的雙手來工作就好。先將每種藥草、香料和樹脂平均分成四份，東西南北每個方位各擺一份。然後把這四大份再對切，把剩餘的材料擺上去。將小枝迷迭香放在香料和樹脂之間。然後在曼陀羅外圍撒上香料和藥草粉，做出你想要的圖案（當你在創造一個曼陀羅時，要時時想著用重複圖案來擺設）。當你覺得這個曼陀羅讓你感到賞心悅目時，圖案就完成了。向這個圖案所代表的靈感和神奇威力，以及它即將帶給你和空間的庇佑，致上深深謝意。阿門，一切如是成真。

海底輪的塔羅牌、盧恩符文、及行星

大阿爾克那：世界

塔羅「世界」這張牌，代表時間和大自然的循環，以及時間和大自然對人類生命經驗的影響。從很多方面來看，世界牌也代表著大地能量與本源能量的結合——也就是形而上精神世界與形而下凡塵俗世的融合——這正是海底輪的根本特徵。世界牌的主題就是融合，因為它代表著建立一個帝國王朝需要結合的所有工具和資源。關於過去、現在和未來的一切知識，你都可以在世界牌中找到，而且可供你駕馭使用。世界牌提出的主要問題是：「你最想要的是什麼？」

如果你可以知道自己真正想要的是什麼，而且能夠將精神與物質生活完全融合在一起，那麼融合之後的世界會是什麼景象？有很多人之所以無法實現他們的願望，其實只是因為他們不相信自己的那些願望是可以達成的。很可能你也是這樣想。那麼，不妨讓世界牌來打開你的思維和你的心，給那些看似不可能的事情保留一些空間。信念是夢想實現的動力。這就是世界牌的療癒之藥。

盧恩符文：亞吉茲

亞吉茲（Algiz）是是北歐戰神奧丁（Odin）所獲得的二十四個古弗薩克文字（Elder Futhark）其中的一個。它代表著可供所有人類隨時隨地取用的宇宙護持力量。將這個威力強大的符文唸出來或畫出來，你就可以運用它的保護力，因為它會在你身上形成一個防護罩，讓你免受生命風暴的傷害。無論你的恐懼是屬於生理的、情緒的，還是精神上的，都可以借助亞吉茲這個符文的能量得到平靜和安慰。請讓它的能量像一面無形的盾牌，時時刻刻保護著你。

亞吉茲這個符文攜帶的是北歐傳統女武神瓦爾基麗（Valkyrie）的振動能量。她們是英勇的女戰士，在沙場上執行奧丁的神聖意志，決定誰要在戰鬥中死去、誰可以存活下來。女武神瓦爾基麗就是強大保護者，經常在沙場上拯救那些命不該絕的戰士。因此，亞吉茲符文提醒你：要相信女武神的能量，因為她們一定會在你遭遇危難之時保護你，也在你面對生命戰場時現身拯救你的靈魂。舉例來說，假如你在感情上或工作上遇到困難，你可以連結女武神瓦爾基麗的能量，請求她們協助你安然度過一切障礙。她們會帶給你勇氣和力量，幫助你度過難關。

行星：土星

土星是太陽系行星之父，是你面對生命課題時不可缺少的偉大導師。在海底輪，土星的作用是，在你個人生活和靈性發展過程中提供穩定的生命節奏和韻律。讓萬事萬物保有適度的秩序是土星的運行法則。土星就像是一根具有控制力的繩索，讓我們不至於在發展中鬆散失控。如果你的生活脫軌了，或是沒有完成生命任務，土星會提醒你，讓你知道自己跳過了哪些東西，然後要求你完成那些未完成的事項，並關閉能量循環。當你了解土星的這個特性，就能預知自己可能在海底輪這個部位會遇到哪些挑戰，然後進一步去面對那些困難。你可以查看你個人的出生星盤，土星坐落在哪一個宮位、以及由什麼星座所掌管，會有助於你更加了解，你父母的能量是如何影響你個人的生命。

海底輪的原型

海底輪的原型是「**守護天使**」和「**戰士**」,這兩個原型雖然特質不同,但同樣都是對人、場所,以及生命經歷提供保護。守護天使原型是透過連結深層智慧來提供保護。對許多人來說,諸位大天使(尤其是大天使米迦勒),也是海底輪的原型。

另一個原型是「戰士」，他是藉由強行介入守衛你的空間來保護你的人身安全。（在運用這兩個原型時，很重要的一個區分是，守護天使是用非暴力的方式，戰士則是用暴力的方式來提供保護。這無關乎對錯判斷，而是要去認清，對於我們生活中某些脫軌行為，我們有時需要採取自我保護，有時則需運用交際手腕。）守護天使和戰士這兩種原型，同樣都可以保護我們遠離生活的煩憂和艱難挑戰。他們介入的方法和操作方式不同，但目的是一樣的，都是為了要守護你的平安。當你跟海底輪的原型相會時，請讓自己柔軟下來，變成孩子的角色，將所有的擔心和憂慮都交託給他們。你生命中有哪些部分需要學習更深的信任，好讓自己可以得到更充分的支撐和保護呢？如果你生命中所做的一切決定都不是基於恐懼，那麼你的生活或健康是否會有比較好的改善？

當你感到疲倦、沮喪、或虛弱無力時，請呼請這些能量來幫助你。觀想他們是你的強大盟友，可以協助你擺脫焦慮、猶豫和不安全感，讓你感覺更強壯、更穩定。

海底輪梵咒

Aad Guray Namay（譯音：阿得-古累-南摩伊）。這句梵咒的意思是：「我頂禮原初的智慧」，一般被認為是「神聖保護的白光」之咒。藉由對於地球神聖智慧存有一分虔敬之心，就能進入這個智慧的奧祕之處——事實上，如果能夠實踐這個心法，將它化為個性，你的痛苦就會減輕，恐懼就會消除。當你感到孤單和恐懼，只要誦唸此咒，你即刻就能來到神的身邊（無論你認為的這個神是什麼力量的化身，也不論你用什麼名字稱呼祂）。據說，稱誦此咒，不僅可以幫你招來新的生命導師，還能為你帶來新的智慧和保護。

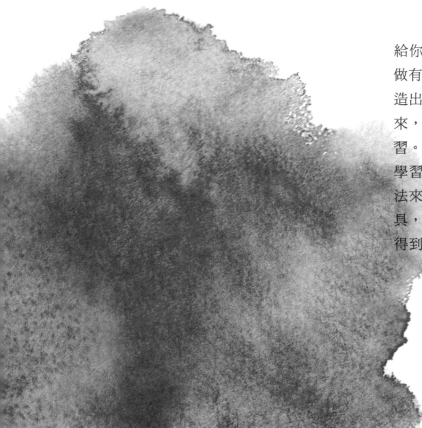

思考一下，向宇宙發出請求，請它賜給你新的生命導師或新的學習途徑，這樣做有什麼意義？這樣做可以為你的生命創造出新的空間，讓新的能量和新的人物進來，為你提供新的見解，深化你的靈性學習。你想學習什麼、如何學習，以及向誰學習？靜心冥想一下，你可以藉由哪些方法來深化你的靈修方式，拓展你的學習工具，來讓自己更加受益。最後，請向你所得到的智慧致上感謝。

冥想練習：
活化海底輪

活化海底輪是與地球建立更深層連結的一種方式，以此來穩定你的能量中心，增強你所儲備的能量。然後，你就可以展開神聖任務，將這個具有保護作用的能量中心之智慧整合起來，這個能量中心就像一座不斷旋轉著紅光的燈塔，守護著我們的安全與健康。請讓以下這段簡短冥想來引導你。

1／ 首先，你知道當你能夠在海底輪的空間中休息，你就是回到家了。不需要從你身外去追求平安。感謝海底輪的護佑女神，以及每天守護著你的指導靈。同時也謝謝大天使米迦勒，他在生活中一直守護者你，引導你走向慈愛之光。請向他們說謝謝你，謝謝你，謝謝你。

2／ 就像你小時候，你會在一天結束時、或是遭遇壓力之後，縮在母親的大腿上一樣，現在，你也可以縮進海底輪當中。試著觀想，你像胎兒蜷縮在母親子宮的姿勢一樣，你穩穩地蜷縮在地球內部、在太陽系當中，身體下方有祖先的遺骨幫你支撐著，身體上方有他們的靈魂在飛翔。

3／ 讓自己的身體完全縮起來，你知道此刻在這裡休息是安全的。你可以安心相信，你的夢想絕對可以實現，外在環境也會如你所願，朝對你有利的方向迅速改變，你無須大費周章或辛苦勞累去追求。你可以安心順著你生命的河流前行，無須

強迫它改變方向。這條河流不會聽你發號施令，也不需要你的允許才會流動。如果你有任何地方感到不安心，請像你對一個內心充滿害怕的小孩那樣溫柔說話，提醒自己，當下此刻，一切都完滿安好。

4／ 在海底輪，你不僅可以安心放手，安心就是海底輪的存在法則。你必須臣服。主動選擇臣服。不要等待臣服來選擇你。順其自然是比較輕鬆的一條路。當你想到順其自然，你是不是發現自己在抗拒？或是感到不舒服？承認自己正在抗拒，然後有意識地將它放下。繼續跟你的內在小孩說話。告訴她，順其自然是安全的。信賴是安全的。如是存在是安全的。將順其自然吸進來：這是大地母親要送給你的禮物。她希望你享受你此生擁有的生命。珍惜它、守護它、欣賞它。用它來造福所有人。

阿門，感謝，一切如是成真。我們繼續前進。

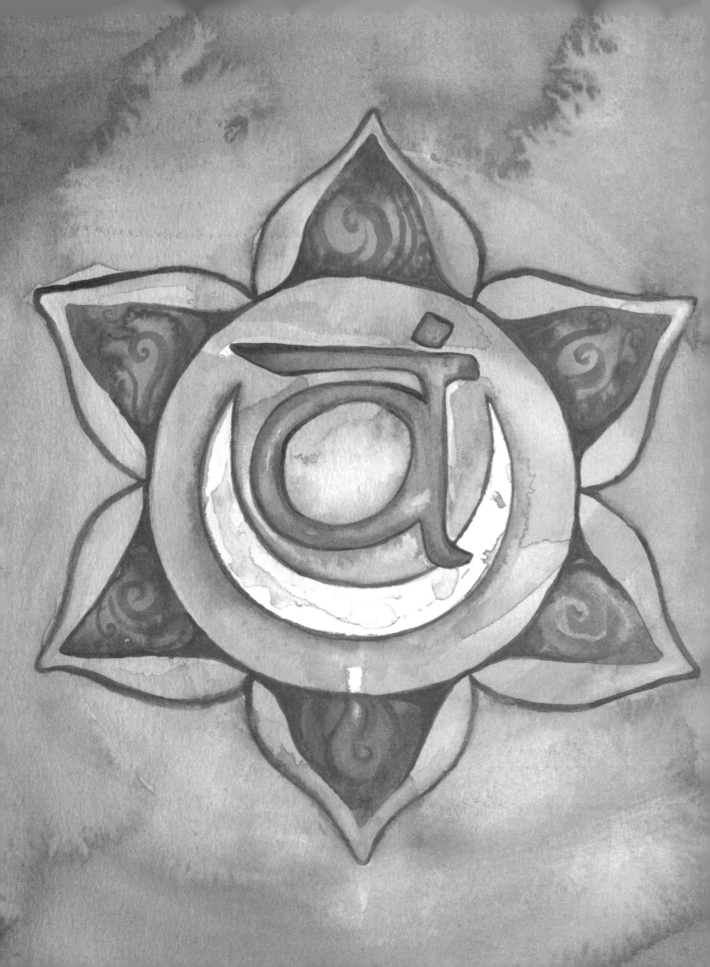

Ch

3

生殖輪
Sacral Chakra—
濕縛提斯沓那 Svadisthana

生殖輪位於下腹部中心的生殖器官之間，代表創造潛能的生命原力。這裡是創造與繁殖的領土，也是未來潛力的湧泉之地。如果生殖輪受到阻塞或無法順暢運轉，你的創造潛能就會受到阻礙。實際表現於外就是明顯缺乏創意靈感、無法發揮個人藝術才能，或對藝術興趣缺缺，也有可能是肉體上的不孕症。

根據很多實際案例，生殖輪阻塞會持續數年、甚至到數十年，而在西方文化中，人們通常認為這與年齡有關。很多人都以為，失去靈感、失去性慾和激情、無法懷孕生小孩，是年齡造成的自然現象。雖然懷孕確實受到年齡限制，不過，就算上了年紀，人還是可以（也應該）時時充滿靈感，而且對親密性行為充滿渴望。畢竟，人生最美好的時光經常是在上了年紀之後，因為這時的你已經擁有生命智慧，不會再犯上年輕時的錯誤。因此，就算上了年紀，你的生活也應該充滿歡笑、親密，以及創意探索。

在生殖輪這個能量中心，你可以療癒過去或現在所經歷的性虐待傷痛，以及子宮切除、剖腹產和墮胎等醫療行為所留下的創傷。以治療「性」的創傷來作為克服不孕症或提高創造力的一種方法，乍看起來似乎有點奇怪，但事實上這些問題都是因為身體相關部位和脈輪的能量受到阻塞、無法順利運作所致。任何一樣被你帶到這個世上的東西——無論是小孩子、新的點子、新的發明、你對他人的服務，或是領導力——都由生殖輪所掌管。

許多女性因為生殖輪阻塞，導致無法在情感關係中有親密性行為，因而帶來嚴重影響，包括出現憂鬱症、人生失去希望、分居、甚至離婚。如果你有這些情形，請不要擔心，因為你現在有機會得到幫助！這一章的內容會提供你一些方法和技巧，告訴你如何打開和療癒這個重要的能量中心。因為與你幸福攸關的生命力，取決於這個脈輪是否平衡健康。你的生命原本就該是完滿、性感，以及充滿活力。

冥想練習：
感應你的生殖輪

這段冥想練習，旨在幫助你了解生殖輪的能量，因為這個脈輪主掌與創造及生產有關的一切任務。如果你正準備要去探索你的生命才能與熱情所在，這是最好的機會。請讓以下這個簡短的冥想來引導你。

1／ 現在，把你的思想念頭帶到當下。察覺你周遭的事物，你腳下的土地，然後用一點時間回顧你的人生，你所認識的那些人們、事情，以及你生活中的所有架構，因為這些都是你創造出來的。沒錯，就是你！從這裡，連結你的生殖輪，這件事對你來說很重要，請將你自己看成一個神聖、充滿創造力的靈感載具，一道充滿熱情和欲望的湧泉，像一條流動的河，或是從一座古老火山奔流而出的熔岩。觀想你像流水或液態的火，從你內在最深處傾瀉而出，你所到之處，每一樣東西都被你澆灌滋養或熔解。你正踏進一條自我力量之河。感覺它帶給你生命，一次灌注一個細胞。

2／ 有些人認為，性能量只有在情感伴侶關係中才需要，但事實上，性能量是整個宇宙的貨幣。每一種生物、每一個振動的生命體，都了解什麼是性的頻率，而且對這個頻率能夠有所回應。意思是說，所謂誘惑，就是看重你所提供的東西之價值，並且從一個深深渴望與人連結的所在，將它分享出來。這種連結可以是情感上的，可以是肉體上的，也可以是沒有任何附著物的中性振動。當你將自己視為「誘惑者」、一個讓人著迷的對象，你有什麼感覺？請讓這個「誘惑者」的能量像華麗的天鵝絨披肩一樣，披撒在你四周。感受你身邊周圍散發著柔和的溫暖，然後想想，如何將這種放縱的性感帶入你的生活中。

3／ 問問自己，今天你經歷的哪些事情讓你感到愉悅。將那些活動或經歷列在一

張清單上，並把過去十二個月當中讓你感到開心的活動或經歷也記下來。然後，努力將更多這類經驗帶入你的生活中。如果你正在談戀愛，你可以邀請你的伴侶也來列這張清單。然後兩個人一起去完成你們共同熱愛和渴望的事情，這種感覺一定非常棒！

4／ 當你連結生殖輪的能量，並找出希望實現的願望後，請對這些即將實現的願望表達深深感謝。因為你已經開啟豐盛與繁榮的循環，帶著深深的信念與信賴，快樂地順其自然而生活。

當你能夠帶著覺知意識重新連接你的欲望與他人之期待，你會感覺力量十足，而這股力量將會提升你的健康、自尊與幸福。因此，療癒生殖輪的過程可能會讓你感到萬分痛苦，特別是回想起童年的創傷時，但這趟冒險是值得的。當你的生殖輪得到淨化、恢復平衡，你的生活將充滿熱情與創造力。請做好心理準備，好好去感受這份生命力和啟發！沒有什麼比這件事更重要，因為在靈性發展上，沒有人比你自己更重要。現在，該是你把自己放在第一順位的時候了。

生 殖 輪 的 相 關 對 應

女神

芭絲特、伊絲塔、蘿蒂

盧恩符文

烏魯茲（URUZ）、肯納茲（KENAZ）

寶石

紅玉髓、金沙石、帝王托帕石、
橙色方解石、橘月光石、
印度神石、太陽石、橘子水晶

精油／藥草

血橙、肉桂皮、
茴香、生薑、柑橘、
香草、伊蘭伊蘭

塔羅牌

大阿爾克那：女皇

行星

木星、水星

生殖輪的問題反思

開始思考這個章節當中的問題時，可以請求你的指導靈來幫助你傳遞來自高我的智慧，作為這個冥想練習的指引。首先，閉上眼睛，觀想自己站在一個圓圈的正中心。 然後，想像一下，這個圓圈是由靈性眾生所組成，每一個生命跟你之間都存在著神聖的連結 ── 可能是你的守護靈、祖先、或是靈性師傅。請向他們發出請求，在你探索自身熱愛之事物與創造力天賦時，為你提供靈感，給予你支持和引導。（如果你不確定自己熱愛什麼，可以請求你的指導靈用象徵和符號顯示給你知道。）

你可以利用一些工具來陪你進行反思書寫。紅玉髓和藍紋瑪瑙可以激發你強大的創意。 或是幫自己沖一杯生殖輪藥草茶，將達米阿那（damiana）、生薑和茴香以熱水沖泡 5 分鐘，喝之前先嗅聞帶有辛辣味的茶香，然後慢慢啜飲這杯溫熱的藥草茶。準備就緒後，請讓以下這些問題來引導你：

1／ 過去一年當中，你的身體對於性慾的熱情是否有任何變化？你跟伴侶或你自己（如果你目前沒有伴侶）在肉體上的關係如何？

2／ 當你想到「誘惑者」或「魅惑女巫」這個原型時，你有什麼感覺？請記住，遠古時代對於性慾的觀念是非常健康的，在當時，性被認為是增強生命活力的一種方式，人們會將這股能量引導到其他方向去，幫助自己實現願望。如果是這樣，你該如何導引這股性能量來幫助你實現自己的渴望？你生活中有哪些事情需要放手、順其自然，不要去擔心別人的想法，好讓自己更專心於追求自己的願望呢？

3／ 親密關係對你來說有何重要性？現在你在生活中有什麼樣的親密關係？在你的人生中還有哪些部分你希望跟別人更加親密？如果你此時此刻就能立即透過親密關係實現願望，那你的生活會是什麼樣子？

在你準備結束反思書寫之前，請向你的指導靈和高我致上謝意，因為他們在你書寫的過程中一直陪在你身邊，然後將蠟燭吹熄。把你的寶石和其他書寫工具收存在一個固定地方，便於你下次進行更深入的反思時使用。

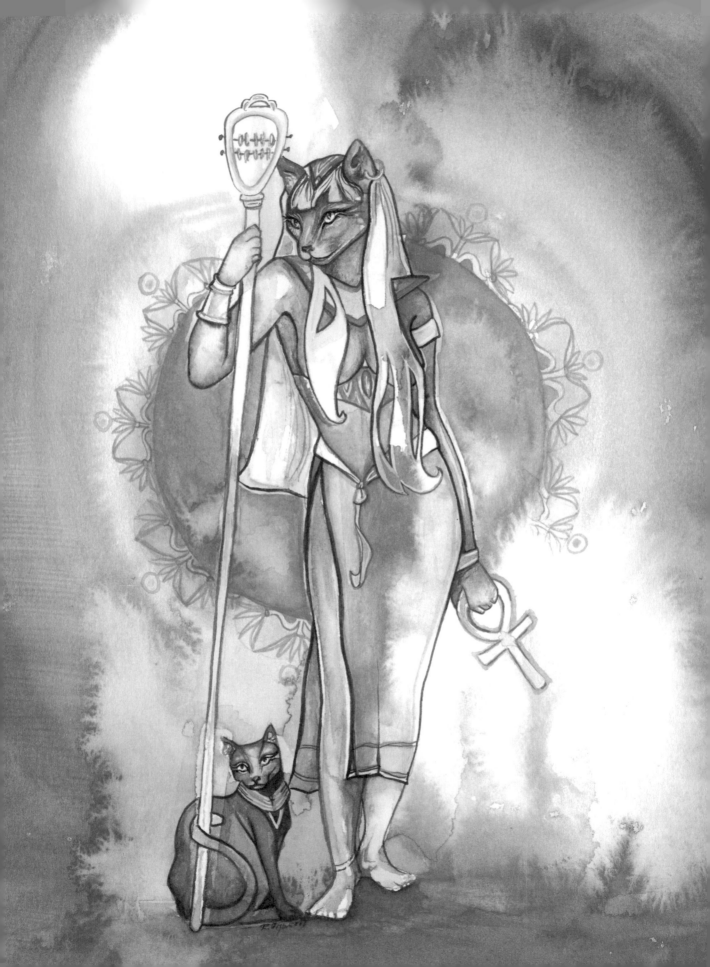

生殖輪女神

芭絲特（Bastet）、**伊絲塔**（Ishtar）和**蘿蒂**（Rati）是生殖輪的代表女神，她們對於感官性慾之力量有很多的教示。蘿蒂是印度教中象徵肉體性愛與激情的女神，也是神聖陰陽力量結合的象徵。伊絲塔是美索不達米亞的性慾女神，她的愛情冒險故事不斷激勵著全世界的女性，啟發她們對自己內在感性真我的認識。每一個女性最內心深處，都有一位性愛和慾望的女神（只是有時處於休眠狀態）需要得到解放，你必須去召喚她，將她的能量帶到生活的每一個層面，並且以神聖之心看待她。芭絲特是埃及萬神殿中太陽神「拉」的女兒，是至高無上的女神。芭絲特女神以貓首人身的形態出現，掌管人間的性愛以及一切幸福喜樂。要藉由這幾位女神的力量協助你一起進行療癒，你只要單純設定好自己的動機，就能獲得她們的能量，將她們的特質帶到你的生活中。你也可以呼喚她們的名字，然後說：「現在請來到我身邊。」這樣就可以了。

"

……芭絲特女神以貓首人身的形態出現，
掌管人間的性愛以及一切幸福喜樂。

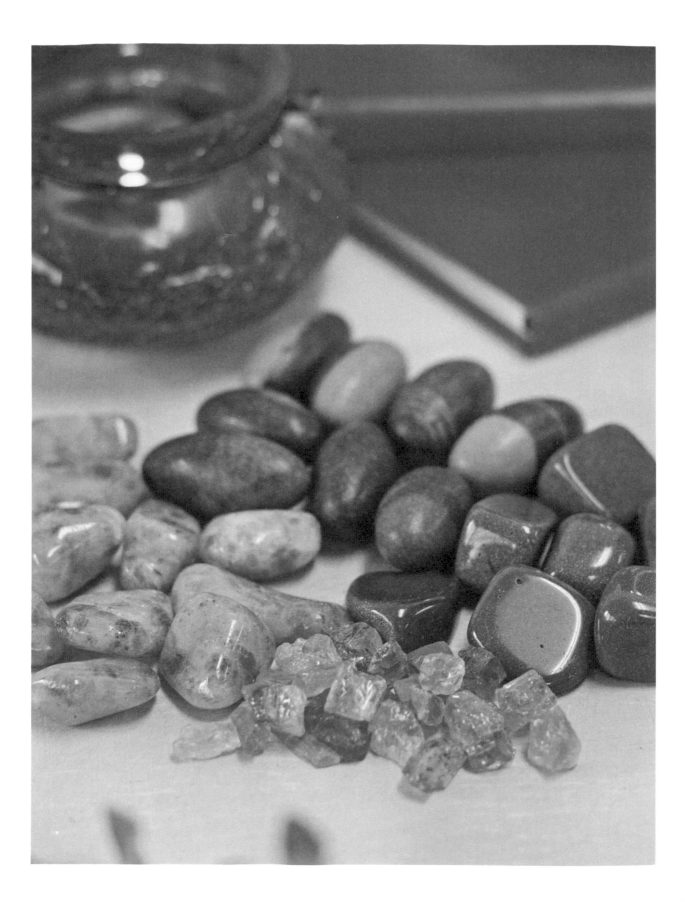

生殖輪的寶石、精油、及藥草

生殖輪寶石

紅玉髓（CARNELIAN）就像咖啡因，能夠增強你的精神活力，幫助你激發創造力，完成最艱鉅的任務。如果你需要讓自己的行動更具自信，不妨用紅玉髓來作為你的祕密武器。

金沙石（GOLDSTONE）含有天然銅的成分，因此有助於身體的健康循環。它可以有效傳導能量，讓你身體感覺更加平衡、協調，而且充滿力量。性交時手握金沙石，可以促進血流、增加性高潮的強度。

帝王托帕石（IMPERIAL TOPAZ）是所有托帕石當中最稀有的，顏色為深橘色，是一種力量非常強大的護身符。它的熾烈橙色光芒據說具有壯陽效果。

橙色方解石（ORANGE CALCITE）據說有助於解決陽痿和性行為方面的問題。根據很多男性的親身經驗，橙色方解石有助於持久勃起，能夠增強性耐力，而女性則說它有助於克服更年期的性慾缺缺問題。

印度神石（SHIVA LINGAM）則代表神聖男性能量和神聖女性能量的結合。

橘月光石（PEACH MOONSTONE）有助於創造力量的發揮。因為人們認為滿月時分最有利於實現願望。

太陽石（SUNSTONE）是象徵領導力的寶石，非常適合政治人物、老師、以及經理人員佩戴。它能夠激發人們內在的火焰，幫助你開發自己的潛力與熱情。

橘子水晶（TANGERINE QUARTZ）有助於增強性慾，讓佩戴者對性自然升起慾念。很多人認為它是一種壯陽藥，可以協助男性持久勃起，增進性耐力。

你可以嘗試在太陽下山的時候使用生殖輪寶石來進行療癒，因為生殖輪的能量在傍晚時刻運作力特別強。讓自己舒服地躺著，脫掉鞋子以及身上其他讓你感覺束縛的東西，然後將生殖輪寶石放在你的小腹部位，排成一個圓圈或是橫向排成一直線，只要你直覺感覺舒服就可以。接下來，將你的手臂向身體兩側平伸，想像有一道明亮的橘色光芒從太陽朝你照射過來。它像太陽一樣溫暖有力，將橘色天堂般的創造力光芒投射在你小腹的那些石頭上，並且將熱情與連結的宇宙智慧灌注到這些石頭當中。請對這道智慧之光表達感謝，並致力將它帶到你的日常生活中。一切如是成真。

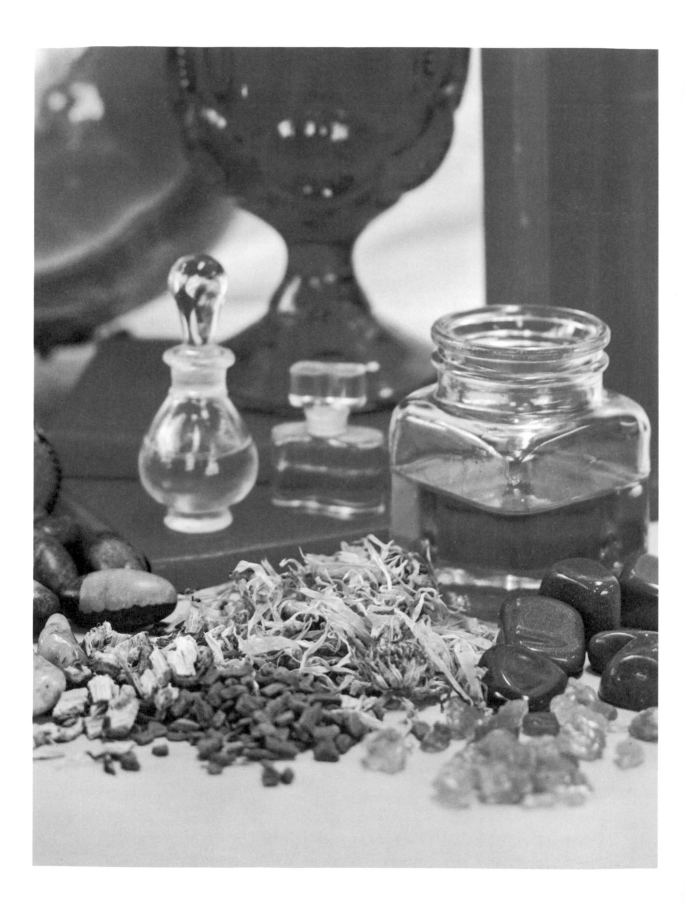

生殖輪的藥草和精油

生薑（*Ginger*）有助於提升人體的「氣」，使之更順利通過生殖器官，來激發性趣。**肉桂皮**（*Cinnamon Cassia*）可促進新陳代謝、淨化身體組織系統；**血橙**（*Blood Orange*）則能讓人心情愉快，提升活力。**柑橘**（*Tangerine*）可以讓你跟你的內在小孩重新建立連結，讓你回復天真本性，更加快樂無憂。**伊蘭伊蘭**（*Ylang Ylang*）是自然界中效果僅次於達米阿那（*Damiana*）的壯陽藥，並有助於增強直覺力。**香草**（*Vanilla*）是蘭花家族中的皇后，能帶給人仁慈感，激發冷靜的領導力和無私奉獻的活力。最後（但重要性不輸前幾樣喔）是**茴香**（*Fennel*），能夠緩解消化系統毛病，增強記憶力。

以上這些藥草和水果，很多都可以煮成茶來飲用。柑橘茶有助於提神醒腦，薑茶則能緩解疼痛和激發創造力。在家中使用香草樹脂或伊蘭伊蘭精油來擴香，可以創造出平靜的環境氛圍，讓來訪客人感覺非常愉悅。（不過，香草和伊蘭伊蘭混合使用會帶來非常誘人的效果，請慎選場合使用！）

耶誕假期中，你不妨參考第 83 頁的配方，使用對應生殖輪的水果、藥草、以及香料，在家熬煮一鍋可以激發身心活力的熱茶，來為你的假期增添一點神奇氛圍。

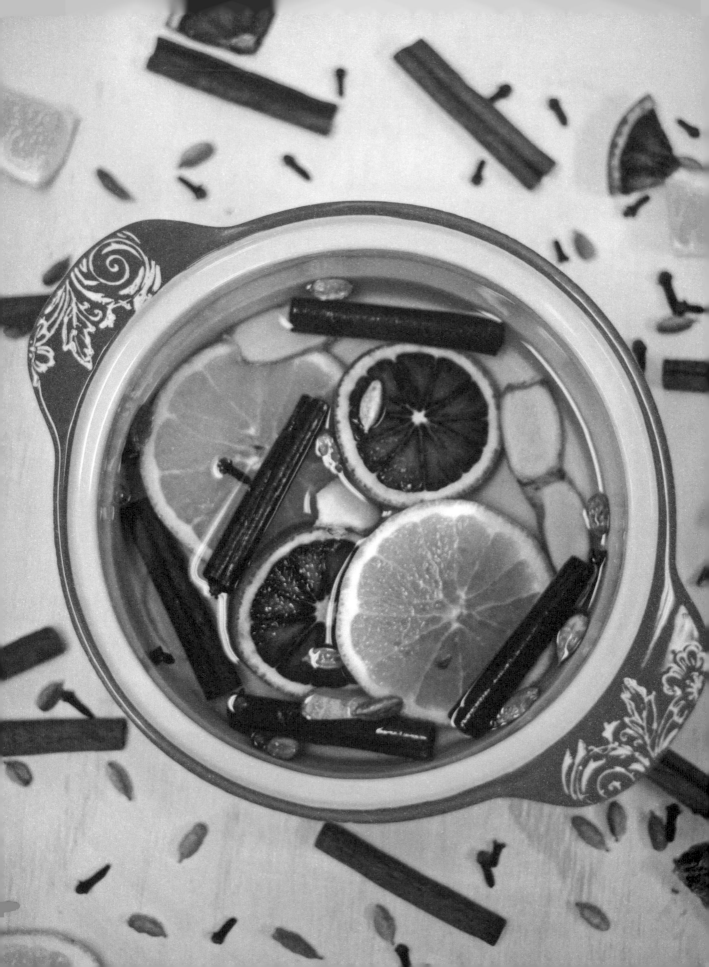

熬煮耶誕藥草湯
激發性趣、靈感和創意

材料配方

· 血橙 和/或 柑橘 4片
· 新鮮生薑切成薄片
· 完整丁香 10 粒
· 肉桂棒 5 根
· 豆蔻莢 10 個

先在鍋內倒入一些水，在爐子上煮沸後關成小火，然後將所有材料放入鍋中繼續熬煮。你的房子會瞬間充滿迷人的耶誕香氣，你和你的客人就能夠一起享受這種豐富、幸福、舒適、歡樂和健康的能量。熬煮的時間可以自行決定，必要時可再多加一點水繼續熬煮。也可以加入蘋果西打或紅酒一起熬，喝之前將水果片和藥草渣先濾掉。就這麼簡單。

84

生殖輪的塔羅牌、
盧恩符文、及行星

大阿爾克那：女皇

女皇牌是大阿爾克那之母，孕育著生命和可能性。她穿著美麗和充滿藝術魔法的絲絨長袍端坐在寶座上，代表著奢華和顯化。她也是大阿爾克那中唯一懷有小孩的人物。因此，她既代表母親身分，也代表能夠使其他能量誕生的能力，例如催生一項新的計畫。她是創造潛能的體現。與女皇牌連結，可以協助你展現更多的母性或創造力，以及你的神性之美。

要與女皇建立連結，可以觀想自己是一位擁有旺盛生育力的生命體，充滿活力和可能性。對你來說，擁有無數新點子新計畫、孕育一個概念、或孕育一件新藝術品，那是什麼樣的感覺？你打算利用這輩子來孕育什麼東西？女皇牌想要知道。安靜坐下來，跟她談談你的渴望。她會為它們添加燃料，激發它們誕生，協助你平平安安地孕育它們，然後在正確時機讓它們在這個世界具體顯化出來。

盧恩符文：烏魯茲與肯納茲

烏魯茲（Uruz）和肯納茲（Kenaz）是代表個人成功、力量和深層智慧的符文。生殖輪的咒語是「我創造」，你此生來到這世上的目的將在這裡顯化出來。烏魯茲能夠幫助你實現願望、創造你想要的一切；肯納茲能協助你在創造過程中做出

篩選，從新生活或新計畫當中持續獲得學習。如果你有新計畫或新點子正在進行，不妨讓烏魯茲和肯納茲來支援你，激發你的內在靈感。這兩個符文都可以為你的新創意帶來成功。

行星：木星和水星

木星是掌管創造和顯化的行星，所以理所當然是生殖輪的對應行星之一。而水星是掌管溝通的行星，你可能會覺得奇怪，為什麼它也對應生殖輪。其實是因為，啟動生殖輪需要藉助你的聲音，把你的渴望表達出來，以此來搜集你所需要的資源。先有一個夢想，然後將這個夢想表達出來，你就能創造它、讓它實現！

木星是代表依照自我時程來成長進化的行星。相對來說，土星對於成長的要求有時間性，但是木星對於你的成長發展則抱持比較溫和的期待，它會讓你依照自己的速度來前進。水星的前進和後退動作則能夠讓你有機會練習溝通，然後思考自己是不是有哪些部分可以改進自己的溝通技巧。

這兩個行星的特性，不只是允許學習，更抱持鼓勵的態度，讓反思成為一種學習的自然過程。畢竟，生殖輪就位於下層脈輪和上層脈輪之間，本身就是通往更高階覺知意識的一個門戶。

生殖輪的原型

*生殖輪的能量原型是**妖精**（The Temptress）和**聖者**（The Saint）。妖精是你內在深處能夠去感受自身欲望，並渴望與伴侶分享肉體激情的那個部分。她也代表你內在的自信，以及美好面向的反射。妖精原型並不只代表性或肉體慾望的誘惑；她更泛指世俗當中各種類型的歡愉欲望。*

聖者則是人類欲望光譜上的另一個極端，她會隱藏自己的欲望，為更大利益而犧牲自己的需要和欲求。當你生活中必須把自己的需要排在第二（或第三、第九）順位時，這個時候你的聖者原型就會出現。不過，聖者原型也是一種提醒，如果你不尊重自己的需求，那你的人生可能就會遇到困難，因為聖者如果沒有熱情，她就無法顯化或創造事物。即使有時候你必須先考慮別人的需求，但如果你能夠讓聖者來提醒你，不要忽視自己的需要，那麼妖精原型就會跟著出現，帶給你鼓舞的能量。你自己也很重要。你可以在聖者和妖精之間站穩自己，同時成為歡愉欲望的給予者和接收者。

生殖輪梵咒

Samba Sadashiva（譯音：桑拔 - 撒答濕縛），是對印度教濕婆神的一句致敬咒語。濕婆跟夏克提（*Shakti*）是一對神聖伴侶，代表宇宙一切造物。濕婆代表你必須先去除或破壞事物，然後才有辦法去創造新的東西。想想看，你生命中有哪些人、事、地、物必須先被改變、轉化，好讓自己的靈性發展能提升到新的層次。想想看，為了迎接新的事物到來，有哪些東西事你必須先放掉。雖然失去讓人感到痛苦，特別是那些你非常珍惜的東西，但請記得，你若不放掉，就不可能看到接受的力量。放棄那些不再對你有用的東西，你就能為自己創造出新的空間，讓宇宙來為你填滿你真正想要的事物。卸下肩上的沉重包袱，給自己一個甜蜜的擁抱，然後回顧這一路走來的過程。讓自己去感受新生活的美好和興奮，大膽步入充滿創造潛能的未來。

冥想練習：
活化生殖輪

活化生殖輪可以協助你增強各個脈輪間的能量流動。如果你的激情能量中心處於休眠狀態，那麼現在該是將它喚醒、接受生殖輪智慧的時候了。請讓以下冥想來引導你。

1／ 首先，你知道你身上以及前方都有非常強大的能量，等著你透過你的雙手、你的心、你的頭腦意識、你的子宮去善加運用。思考一下，你的創造力都用在哪些地方，想想看還有哪些創意還沒有被挖掘出來。你能從自然界中找到靈感嗎？也許是季節中大地的顏色變化，傍晚日落時分的彩霞，或者下雨天灰濛濛的樸素海平面，都能激發你以新的方式去看待周遭的美麗景象。

2／ 將注意力拉回到當下。讓自己去感受身體與生俱來的欲望。召喚你內在的妖精原型，將她神祕誘人、不可抗拒的火焰帶到你的覺知意識中。然後觀想，召喚火元素的能量來獲得勇氣、耐力和力量。感受你內在古老的神聖女性能量正在崛起：它是皇后、統治者、女祭司，也是有史以來無所不在的智慧女性。她們想要與你建立連結，透過你來展現創造力。你成為一個敞開的管道，來接收她們的宇宙智慧。以此，你不僅是連結神聖女性能量的管道，你本身就是女神。你的子宮孕育著藝術、美麗與生命。

3／ 現在，給自己一點時間，好好享受你所看到和經歷到的事物。你是擁有無限可能性的美好與振動。請向你的指導靈、守護天使、以及祖先致上謝意，他們也正在為你的熱情和潛力而慶祝。你知道你是無數慈愛先祖先輩的成果結晶。阿門，感謝，一切如是成真。

願你時時都能看到自己深藏的美好、激情與創造力。

阿門，感謝，一切如是。我們繼續前進。

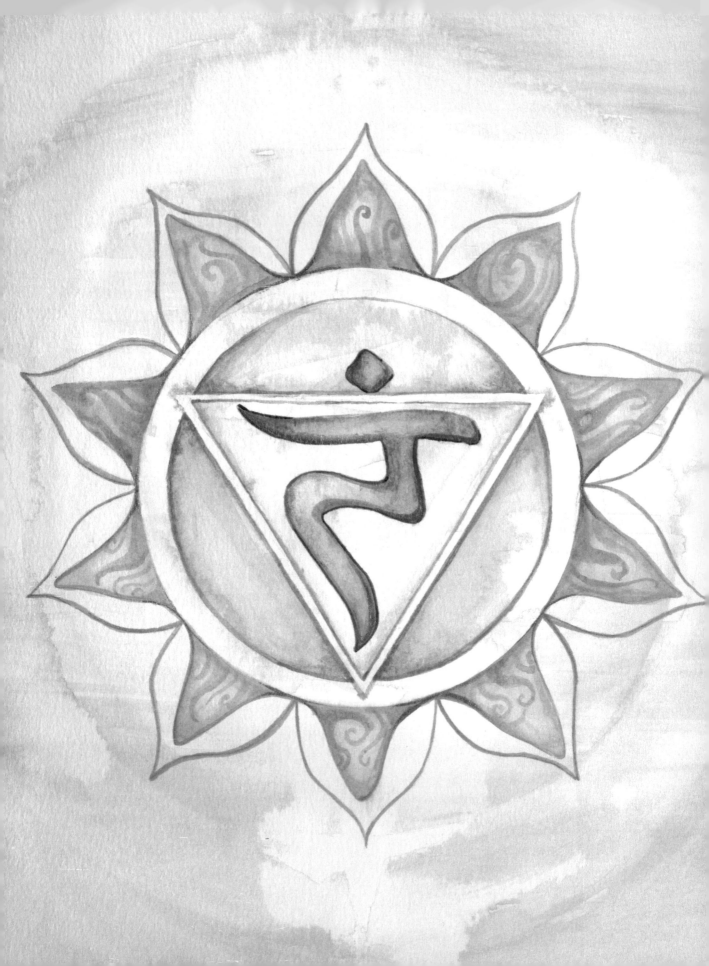

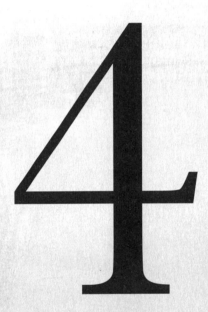

Ch

4

太陽神經叢脈輪
Solar Plexus Chakra—
摩尼卜羅Manipura

太陽神經叢脈輪位於你肚臍上方兩指寬的地方，是掌管力量與自信的能量中心，因此被稱為「能量場的力量宮」。太陽神經叢與其他脈輪之間如果平衡協調，你會感覺整個人充滿活力、自信，與能力。它是實現生殖輪創造力的關鍵鎖鑰。也就是說，你在第三章用生殖輪打造出來那扇門，必須用太陽神經叢脈輪作為鑰匙來將它打開。這一章的內容就是要帶你逐步穿越那扇門，探收你的療癒成果。

太陽神經叢能做到的事情非常多，不過也有許多需要告誡提醒的事項。太陽神經叢如果失衡，你要不是感覺自己沒有力量，就是覺得自己無所不能，兩種都是失衡的混亂狀態，而且藏著潛在危險。俗話說，凡事以中庸之道行之。如果想在生活中明智地使用自己的力量，為眾生謀求最大利益，你必須以謙卑之心鍛鍊自己的力量。謙卑是太陽神經叢脈輪提供的療癒之藥。

冥想練習：
感應你的太陽神經叢脈輪

感應太陽神經叢的目的在於，感受和接納你最深層的自我力量。有些人可能已經超過十年時間沒有好好感受自己是一個多麼強大的生命體。沒關係！當你把關注力放在當下，開始準備要感受太陽神經叢脈輪和你自身的力量時，你可以觀想太陽，因為它就是太陽神經叢的一面鏡子。太陽散發出美麗、溫暖、舒適的金色光芒，那也是靈感、顯化之光，能夠讓你去感受你內在深層的力量。請讓以下這個簡短的冥想來引導你。

1／ 要打開你與太陽神經叢的連結，你可以觀想自己在晴朗天氣坐在一片熱帶海灘。感受空氣在你周圍旋轉環繞，由內到外溫暖著你。感受微風輕拂，你非常舒適。感覺沙子在你身體下方，包圍著你、撫慰著你。

2／ 現在觀想太陽在你正上方，高高懸掛在天空中，陽光灑落在你身上。每一道光芒都是你力量的來源，你跟著光芒逐漸向外擴展，同時也成為光。接收這些光芒：讓它們從你正上方灑下來，落在你頭頂上、肩膀上、你的雙臂和雙手。閉上眼睛，與太陽連結，接受它的滋養。此時此刻，所有光明力量都與你同在。它們的出現是為了鍛鍊你，提醒你自身擁有的力量和能耐。你擁有生命前進所需的一切技能與智慧，你可以依此做出正確抉擇，實現你想要追求的夢想。

3／ 藉由有意識地與太陽神經叢部位所蘊含的自我力量連結，你也同時能夠鼓勵你身邊的人，去發掘他們自己的力量。一旦每個人都能在此生找到他們自己的力量，人類整體就有機會得到揚升。感受你內在的尊貴，你內在的主權，現在開始活躍起來了。你已經準備好展開新的人生篇章。去感受那份喜悅振奮，勇敢走進你眼前那扇門吧。現在就是你大展身手的時刻。萬事已經俱全，在此等候為你引路。

4／ 當你完全準備好要走過這扇蘊藏無限可能性的大門時，邀請你的祖先或指導靈前來與你同行。感受他們現身在你身邊，信賴他們的智慧，安心進入下一個成長階段。最後，請用這句萬用禱詞來結束這個感應冥想：「阿門，感謝，一切如是成真。」

太陽神經叢脈輪的問題反思

在我們的社會和許多人的心理模式中，權力力量通常與陽性能量相關聯，而且人們也普遍認為，男人比女人更容易獲得權力。不過，地球最初始的文明其實是母系社會，在這樣的社會中，女人擁有權力、位居領導位置是非常正常的。儘管我們生活在現代社會中，但我們當中有很多人在靈魂層面依然記得那種更流暢的領導形式。你準備好要施展個人力量了嗎？如果是，請為自己沖一杯對應太陽神經叢的藥草茶來給予自己力量，比如金盞花、檸檬、茴香和薑黃。也可以使用黃鐵礦和黃水晶來活化太陽神經叢脈輪，召喚太陽的能量，來調校你內在深層的力量、目標，以及正向視野。 然後，邀請你的指導靈來到你身邊，協助你思考和回答以下問題：

1／ 在生活哪些地方你會行使你的個人權力？當你想到自我力量，你的腦海會出現什麼畫面？

2／ 如果你是一名領導者，你會如何形容自己？你身邊的人會認為你是什麼樣的領導者？你是在家中還是專業工作上比較能發揮領導力？

3／ 領導力對你來說代表什麼？你能否認同所謂的「正向角色模範」就是能夠鼓勵你發揮不同領導方式，讓它更符合你的真實個性和價值觀？

在你準備結束反思書寫之前，請向你的指導靈和高我致上謝意，因為他們在你書寫的過程中一直陪在你身邊，然後將蠟燭吹熄。把你的寶石和其他書寫工具收存在一個固定地方，便於你下次進行更深入的反思時使用。

太陽神經叢脈輪的相關對應

女神

瑪亞特、塞克美特

寶石

琥珀、黃水晶、蜜蠟、金黃色方解石、黃金療癒者水晶、雌黃、黃鐵礦、虎眼石、黃色東陵玉、黃螢石、黃玉

塔羅牌

大阿爾克那：皇帝

盧恩符文

蘇里薩茲（THURISAZ）

精油／藥草

茴香、西洋芹、肉桂、孜然、葡萄柚、永久花、杜松、檸檬、鈴蘭、藥蜀葵、蜜蜂花、薄荷、橙花、茶樹、薑黃

行星

太陽

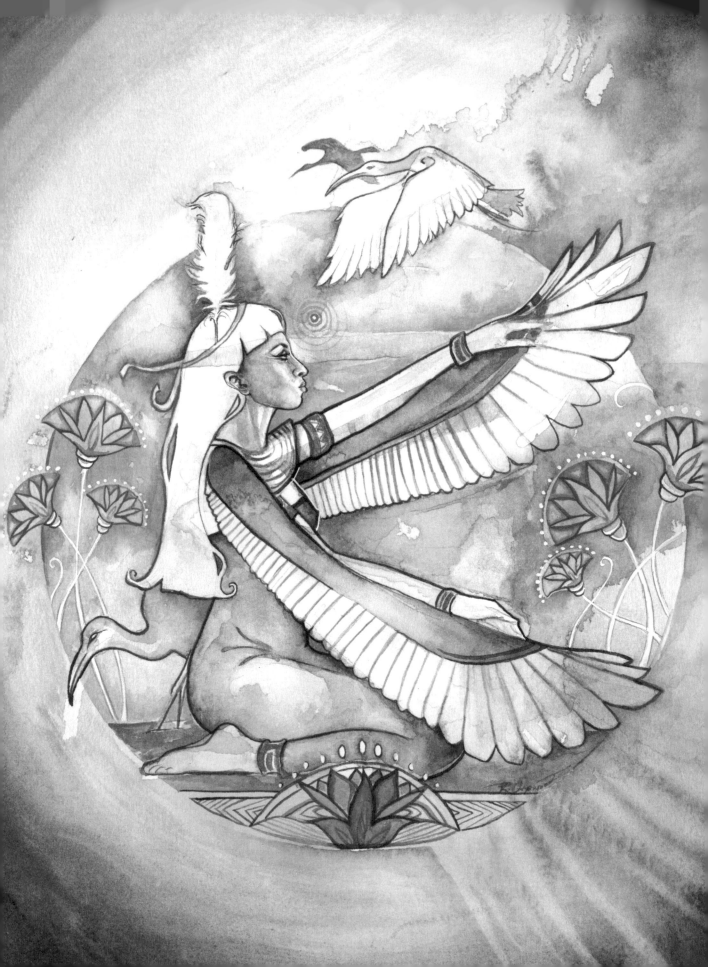

太陽神經叢脈輪女神

*掌管權勢力量的女神有很多，因此，太陽神經叢脈輪對應的女神也有好幾位，每一位女神也各自代表了權勢力量的不同面貌。根據你自身的生命經驗，你很容易就能辨識出這些女神的不同特質。**塞克美特**（Sekhmet）是埃及萬神殿中的金色太陽女神，出現於東方，也是黎明與太陽神經叢所屬的方位。**瑪亞特**（Ma'at）在埃及萬神殿中位於塞克美特女神的對面，是正義與公正成果的守護神。戴安娜（Diana）和雅典娜（Athena）來自希臘的萬神殿，是掌管狩獵與智慧的女神。*

這兩位女神掌管增強個人力量的各項元素，主要在於維持各元素與身體能量的健康平衡。當你需要更多活力，她們會召喚火元素，讓你獲得南邊方位的能量，集中精神、意志和力量。當你需要靈感，她們會將東方的風吹向你所在的方位，讓你能夠更活在當下，找到自己的重心。當你感到不知所措、無法完成眼前任務時，請召喚這些女神。你可以先呼叫她們的名字，接著說：「請現在來到我身邊。」然後做一個深呼吸，想像你吸進來的每一個氧氣分子都充滿了愛、力量和意圖。盡你所能把氣吸滿。你本身就是奇蹟！你無所不能！你無可限量！最重要的是，你現在正竭盡己能、全力而為。

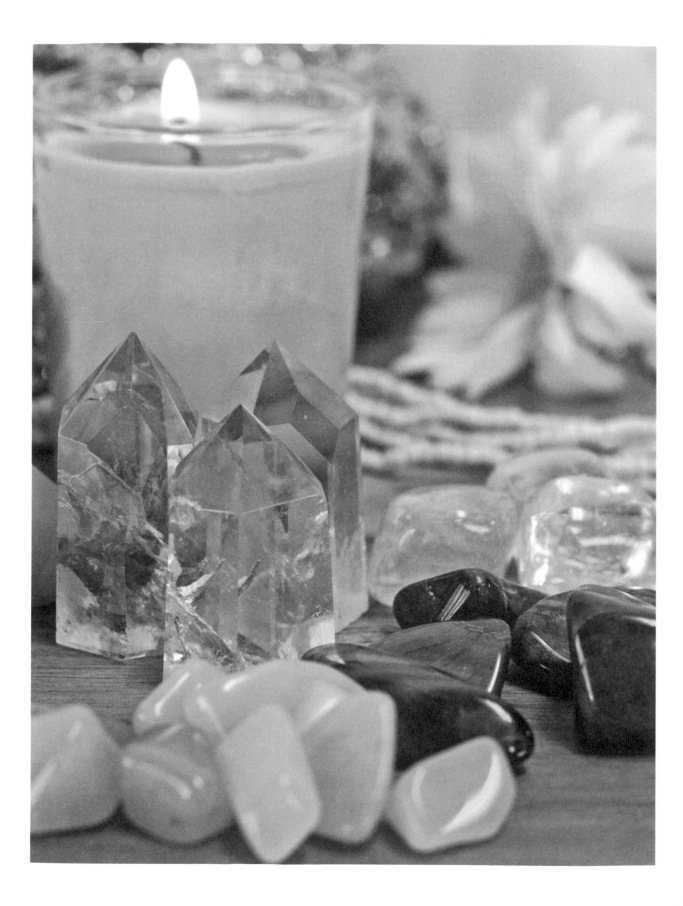

太陽神經叢脈輪的寶石、精油、及藥草

太陽神經叢脈輪寶石

琥珀（AMBER）能夠傳遞古老智慧，**虎眼石（TIGER'S EYE）**既可增強直覺，又能在佩戴者身體四周形成保護罩，以它來進行靜心冥想，有助於連結前世記憶。

黃水晶（CITRINE）有如明亮燦爛的陽光，既能增強財運又能實現願望。黃水晶也有活化、調校、療癒太陽神經叢脈輪的功效。在中國，黃水晶被稱為「商人之石」，將它放在收銀機或現金抽屜中，可以招財納福、財源滾滾。

黃金療癒者水晶（GOLDEN HEALER QUARTZ）能夠協助你找到疾病和痛苦的內在原因，並提供你自我修復的工具。據說它也可以招財納富。

雌黃（ORPIMENT）是一種能夠讓人立即實現願望的礦石，據說，這種石頭可以讓人輕而易舉將無形的思想和能量化為有形之物，也能促進精神和身體健康。

黃鐵礦（PYRITE）是代表信心和內在力量的寶石，**金黃色方解石（GOLDEN CALCITE）**則能幫助你整合從外部吸收的智慧。在美國以外地區，黃鐵礦是一種寶石級的水晶，是著名的招財護身符，被許多收藏家高價收購。

黃色東陵玉（YELLOW AVENTURINE）是代表無懼冒險的寶石，能夠藉由過去經驗帶來力量。如果有人瞧不起你，身上佩戴一塊黃色東陵玉可以修復你與對方的關係。

黃螢石（YELLOW FLUORITE）可以作為黃水晶的替代品，用來招財和顯化願望。它還能幫助企業老闆招引新客戶。

黃玉（YELLOW JADE）能夠刺激消化系統，幫助燃燒卡路里，並降低食慾。在肚臍上方放一塊黃玉，可以減輕胃痛，促進消化，增強新陳代謝。

你可以在夏至、或一年當中任何一天的正午到下午 1 點之間使用太陽神經叢脈輪寶石。因為這個時段日正當中，太陽能量最強。由於太陽神經叢脈輪掌管腹部和腸道，因此，如果要將寶石放在身體上，你可以躺下來，把寶石放在這些部位上。這樣，你的身體會將寶石的能量整合起來，傳導到這些部位，並將寶石的能量融入到你的能量場中。

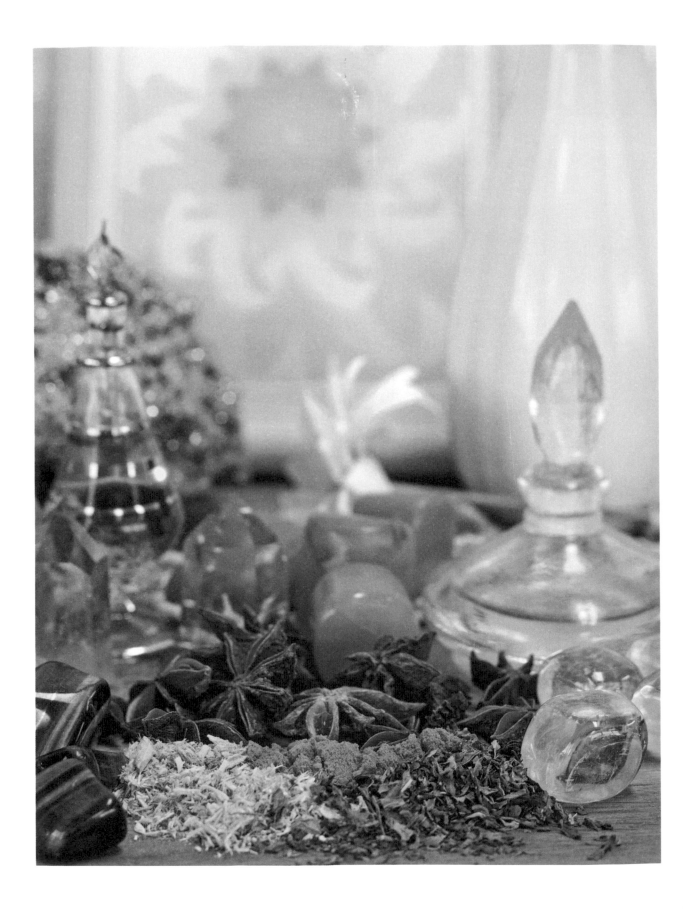

太陽神經叢脈輪的藥草和精油

鈴蘭（*Lily of the Valley*）是代表懷念和甜蜜回憶的花朵，可協助你傳遞來自祖先的光明智慧。 *檸檬*（*Lemon*）能夠讓人保持清醒，有助於鎮定中樞神經系統，同時也能使你的力量中心充滿活力。*永久花*（*Helichrysum*，亦稱蠟菊）具有抗老化成分，經常被用在高級護膚產品當中，它同時也具有消炎效果，能消除腫脹、減輕刺痛感。*杜松*（*Juniper*）能夠保護特定場所空間，防止房屋和財產被盜。*葡萄柚*（*Grapefruit*）能使人精神煥發、神清氣爽，*橙花*（*Neroli*）能鎮定受損的神經，使人心情愉快。*茶樹*（*Tea Tree*）可說是療癒大師，因為它具有抗菌、抗微生物以及抗真菌的效果。

茴香（Anise）有助於發展通靈和預卜的能力，在儀式和祭典中也會被當作供品來獻給大靈。**西洋芹**（Celery）具有保護和療癒修復作用，**肉桂**（Cinnamon）則能招財致富。**藥蜀葵**（Marshmallow）可提升靈視力，清楚看見未來。**薄荷**（Mint）能帶來幸運和財富；**蜜蜂花**（Melissa）能提升愛情和運勢；**薑黃**（Turmeric）是全世界最強大的抗氧化劑，而且剛好是太陽神經叢脈輪的顏色。**孜然**（Cumin，又稱小茴香）具有保護與修復功效，能帶給你創造力能量。當你感覺自己內在或外部空間需要改變，你可以焚燒**蜜蠟**（Copal），雖然它是一種樹脂而不是藥草。自聖經時代以來，蜜蠟就一直被用在儀式當中，作為淨化和轉化之用。

你可以將太陽神經叢脈輪的藥草和樹脂摻入薰香中，在滿月時焚燒，能夠增強個人力量，幫助你達成願望（而且聞起來很香喔）。

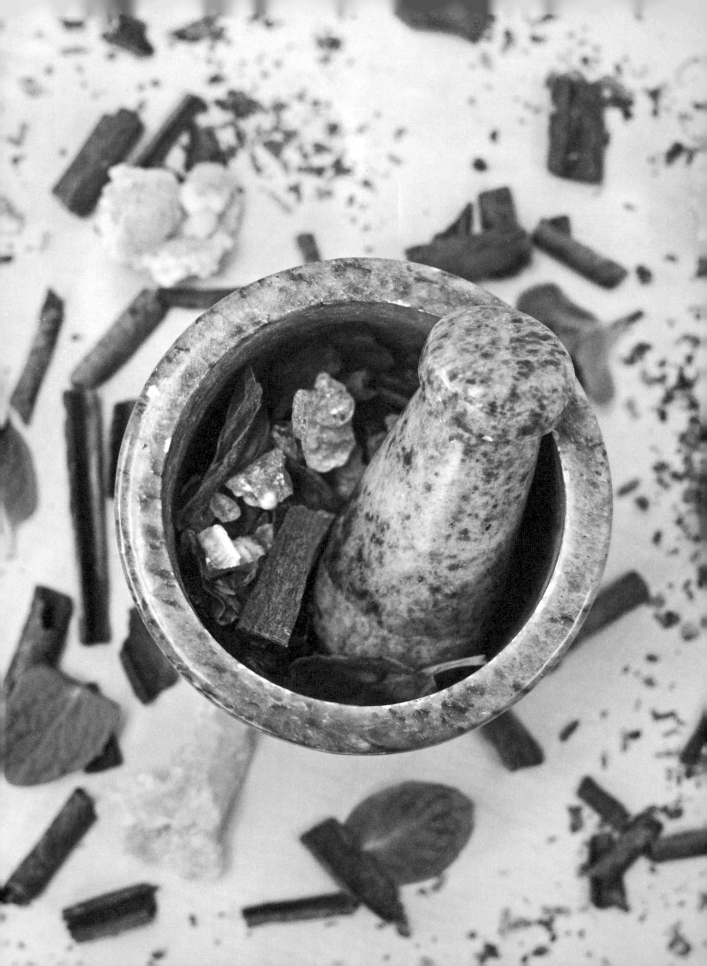

增強力量和許願
的滿月薰香

材料配方

· 蜜蠟 1 盎司（28克），磨成粉
· 薄荷葉 1 盎司（28克），壓碎
· 肉桂皮 1 盎司（28克）
· 羅勒葉 1 盎司（28克），壓碎
· 茴香、橙花和雪松精油各3滴

　　將所有配方材料放入研鉢當中充分混合，以研杵研磨成你想要的細度。蜜蠟能夠淨化空間場所，薄荷和肉桂粉則能聚集能量帶來財富。茴香能夠保佑你和封存你的能量，橙花則能帶來祝福和力量。雪松能穩固你的意圖，讓你落實扎根。當你焚燒滿月薰香，你就等於步上了祖先的足跡。好好感受你與他們之間的連接，讓他們將力量貫注給你，保佑你在此生能夠帶著他們傳承進行你的療癒工作。阿門，感謝這一切如是成真。

太陽神經叢脈輪的塔羅牌、
盧恩符文、及行星

大阿爾克那：皇帝

大阿爾克那牌的皇帝牌，同時是無形精神能量與有形社會這兩種神聖結構的創造者和維護者，他就是以這種方式來行使自己在社會、在個人、在能量場域，以及靈性領域上的主導權。雖然有些人認為皇帝是一個具有強大控制力與權威性格的人物，你還是可以有自己對他的一套看法，包括對於權力和潛能的概念。他教導你如何以陽性能量來顯化事物與自我賦權，他直接連結了你與生俱來的強大內在力量。

想像一下，假如你現在就有辦法使用你全部的威權，包括你先前在人際關係和生活事件中失去的力量，那會是什麼情況？是不是代表你因此拿回了自己的內在力量與主導權？從皇帝對權力和領導權所展現的無畏精神，你學到什麼？

盧恩符文：蘇里薩茲

蘇里薩茲（Thurisaz）是所有盧恩符文中最強大的一個，因為它體現了雷神索爾之錘的強大力量，既能創造，也能破壞。蘇里薩茲這個符文提醒你，你自己的內在力量才是最強大的。請尊重它的界限，面對周圍其他人的力量要保持謙卑。蘇里薩茲也提醒你，以成熟的外交手腕來解決複雜的問題非常重要，除非遇到極端情況，否則不要輕易使用你的索爾之錘。

你可以問問蘇里薩茲，該如何以更大的慈悲心來面對生活中的重大挑戰？如果你能夠以敬重和慈愛之心來淬鍊自己的力量，這個力量是不是會更加強大？你有沒有辦法既利益你自己、同時也利益群體大眾？當你不得不使用強力手段來表達自己的意見或看法時，你可以召喚這個盧恩符文來幫助你淬鍊你的直觀力量。在還有其他選擇的情況下，不要輕易使出你的鐵血之拳。即使在戰爭和衝突興盛的古代，不管任何一種文化，智者們也始終建議我們要以追求和平為優先。

行星：太陽

太陽神經叢脈輪對應的主要行星是太陽。因為在所有行星中，太陽的光芒最為直接有力。太陽的溫暖和力量，也讓它成為一位能夠賦予我們靈魂力量的理想行星盟友，協助我們獲得客觀、直接、清晰、果斷，和意志力之智慧。

太陽神經叢脈輪的原型

在太陽神經叢脈輪掌管的領域內，父親、國王和皇后都是我們的嚮導。每一種原型都提供了各自不同的面相，讓我們從他們的智慧當中看到不同領導方式、慈愛方式，以及生活方式。

父親原型教導我們如何在保有界限中依然能夠愛人，區別心靈與頭腦思想的不同，讓我們看到極限和結構。國王原型提醒我們，穩定和公正的治理，比魯莽的決策和權力行使更為重要。皇后原型增強我們在行使領導力時能保有同理心，將人民的需求和王國的整體利益放在首位。將三種原型結合在一起，就是一個和諧完滿的領導力形態，既公正、又仁慈。這個平衡和諧的領導形態帶來的願景就是：所有人民都能感受到既團結、有力，又充滿福氣。

太陽神經叢脈輪梵咒

Om Gum Ganapatayei Namaha（譯音：唵 - 咕 - 甘那葩答耶 - 南摩訶），這是一句讚頌印度象頭神迦尼薩幫人清除各種障礙、帶來成功的梵咒。直譯就是：「我深深頂禮能夠消除一切障礙的象頭神」。當你感到無法克服眼前障礙時，請誦唸此句真言，就能感覺到象頭神迦尼薩給予加持的力量，而且渴望看到你成功。請記住，障礙就是你的老師；它們是為了幫助你超越自己認為的極限，發揮更大的潛力。當你遇到障礙，請看著它，然後與象頭神迦尼薩對話，找出避開險境或克服障礙的方法，來完成自己的願望。

冥想練習：
活化太陽神經叢脈輪

當你回想本章內容，你對於自身的力量有什麼感覺嗎？用一點時間沉思，接受自己是一個具有強大力量的人。當你想要更深刻去感受自己的內在力量時，請讓以下這個簡短冥想來引導你。

1／ 首先你要知道，你的影響力甚至超出你的想像。想一想，在你這一生中所有被你感動過的人。你說過的話、分享過的經驗、你給出的愛，這些都是你送給世界的禮物，是你給予世人的財產。你的能量指紋就是你以及你對地球影響力的延伸。你是一顆閃亮耀眼的星星。

2／ 現在，感受當下、此刻，完全接受並認可你自身的力量，是什麼樣的一種感覺。在每一時刻、每一份關係、每一次交流當中，你都受到人們的深重期待和敬重，那是什麼感覺？想像一下，你一直渴望得到、但可能在前幾輩子因為某些理由而失去或者放棄的那份尊重和權力，現在已經重新回到你身上了。

3／ 承認你自身擁有力量，儘管曾經失去也必然重新回到你身上，認可這件事，你就能創造出一個能量場，讓自己得到滋養和加持。現在，讓自己被這個能量場環繞，而且感到放心，這裡就是你注定要來的地方，你的生命會依據神聖計畫在正確時間開展。從開天闢地以來，你的力量就屬於你所擁有。現在你只需要向世界宣告即可。

4／ 當你抵達這個充滿力量和可能性的新境地，請做一次深呼吸，淨空一切，然後像獅子在午後陽光中伸出爪子一樣，讓自己享受力量全部集中起來的那個片刻。獅子是這個脈輪的圖騰動物之一，觀想你就像這隻獅子，堅強、凶猛、卻又溫柔。一旦你感受到你內在的這個真實面貌，請以「阿門，感謝，一切如是」這句肯定語將這份真知封存起來。

願啟發、力量和鼓舞永遠與你同在。阿門，感謝，一切如是。我們繼續前進。

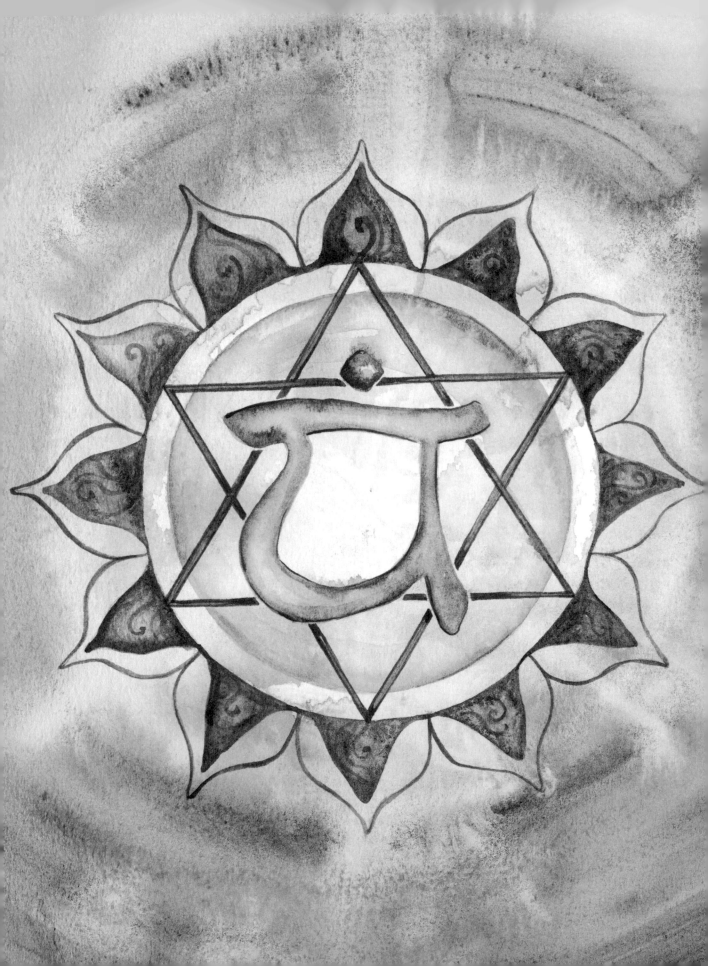

Ch

5

心輪

Heart Chakra——

阿那訶怛Anahata

心輪是人體能量宇宙的中心點。它位於你的心臟部位附近，能調節你身體的能量流，就像你的心臟負責調節體內血液的流動一樣。這裡有我們的心痛和最深層的情感；這裡也擁有協助整個星球宇宙得到療癒的能力；同時，這裡也含藏著從古至今對於全世界全人類的悲憫心。

如果你的心輪平衡順暢，你就能夠像愛自己那樣自然且大方地愛別人。如果心輪受到阻塞，你會對生命感到絕望悲觀，對生命缺乏希望。愛的領域非常寬闊極端，從愛的反面（恨）到愛的最深層形式（救贖）都可能存在。愛是宇宙中唯一真正的救治力量，因為它可以將你的覺知意識提升到更高層次狀態，超越三次元時間與空間之局限。愛也能夠讓你的身體自然而然、奇蹟般地修復療癒，因為它的振動會影響你身體的所有細胞。的確，愛非常接近真實魔法。愛本身就是魔法。

冥想練習：
感應你的心輪

感應心輪的目的在於：打開和擴展你心輪的空間。放下過去傷痛，完全活在當下此刻，接受你身邊的愛。進行這個冥想儀式時，請讓自己沉浸在這種意識之中。

1／閉上眼睛，讓自己與當下此刻完全連結，覺察你的身體姿勢，慢慢吸氣、吐氣，感受你身體四周的溫度。將昨天或現在之前的一切壓力通通放下，將你對現在之後或明天的所有憂慮通通放掉。讓自己活在當下此刻。

2／然後，將你的覺知意識帶到你的心臟。兩手交握放在你的心臟部位，然後吸氣。當你吐氣時，觀想有一道明亮的綠光從你的胸腔放射而出，進入你的雙手，你的雙手被一個療癒與愛的綠光泡泡團團包住。這道光就是「翠綠之光」，是愛與無條件、慈悲關懷的光芒，它就來自我們的心。也許你早已知道什麼叫做無條件的愛，如果不知道，只要想像一下，有一個小嬰兒或小孩子、或是一隻小動物，他們無法照顧自己，所以需要你的幫忙，類似這種感覺。你打從內心甘願無私奉獻的那個地方，就是心輪的根本所在。

3／將注意力放在這道「翠綠之光」，然後召喚它的光進入到你手中，讓它在你手心當中變成一顆帶有愛的療癒能量的綠色球體。這時你的手慢慢變得暖和起來，你知道，你手中正握著愛的能量，它是非常強大的工具，你需要帶著謹慎和崇敬之心來使用

它。你會把這道綠色光芒發送到哪裡去呢？是送給你所認識、你所愛的人，還是傳送給地球各個角落，祝福那些你未曾謀面的人？想像一下，如果你執掌這道療癒之光的能量，你會做哪些事。從某些方面來說，擁有這種力量是無法想像的，但事實上，你早就已經在這樣做，也一直都擁有這份力量。藉由觀想能量，你就可以輕鬆匯集、鑄造、化現，以及引導這道光。

4／現在，舉起你的雙手，直直伸向身體前方，將這道綠色光芒和愛傳遞到每一個需要它的地方。你可以請求你的指導靈，幫你把它送到需要的地方，你可以信賴指導靈，他們非常清楚知道哪些地方需要這道光，即時你從未去過那些地方、也從未與那些靈魂會面。讓愛的能量無拘無束地通過你而傳送出去，你是優秀的傳送渠道。願你時時得到庇佑祝福，永永遠遠都是愛的傳送管道。

5／雙手合十，放在心輪的位置。向內在與外在的愛表達感謝：愛在其上，如在其下；愛無所不在。然後用一句萬用禱詞來結束這段感應冥想：阿門，非常感謝，一切如是。

心輪的問題反思

希臘語裡面有很多詞彙可以代表愛。事實上，在大多數語言中，能夠用來表達愛的語詞比英語還要多，相對而言英語的使用者在表達深層情感方面就顯得詞窮。希臘語中，用來表達愛的詞彙有四種主要類型：*eros* 戀人之愛（性愛或浪漫之愛）；*filia* 朋友之愛（兄弟手足之愛）；*storge* 親情之愛（母愛）；*agape* 無私之愛（博愛）。試著回答以下幾個問題，思考一下這幾個不同定義的愛，以及如何用它們來擴展你目前對於愛的觀念和定義。

　　沖一杯加了薰衣草的玫瑰茶，讓自己深深地進入心輪的平靜當中。手中握一塊代表愛的石頭，粉晶或摩根石（morganite）都可以，可以提醒你關於愛的價值。然後點一枝粉紅色或綠色蠟燭，這兩個顏色都是代表心輪的顏色，幫助你開啟靈感回答以下問題：

1／在過去的幾年或幾個月當中，你對愛的定義是否有什麼改變？你現在認為的愛是不是跟以前不同？你是否有被要求用跟以前不同的方式來表達愛，或是多表達一點愛？

2／此刻，你愛你的身體嗎？問自己，你最喜歡和欣賞自己身體的哪個部位，然後想想看，現在你身體哪一個部分需要更多或更深層次的愛。例如，如果你是從事藝

術工作，你可能會最欣賞你的雙手，因為那是你的創作管道。如果你是一位母親，尤其是剛完生小孩不久，你可能會最喜歡你的乳房，因為那是母乳（液體生命力）的傳送管道。無論你以哪種方式經歷愛、接受愛，請想想，如何在你身體現在需要愛的地方給予自己更多的愛。

3／你生命中有某些人也許可以滿足你的浪漫性愛，另一些人則比較能帶給你友情之愛。有的能給你親情之愛，有些人則是對人類有普遍性的博愛。在你生命中，帶給你這些不同類型的愛的人，分別是誰呢？請用一點時間來感謝他們。此外也要非常小心，不要期望某些人能給你超出他們能力範圍所能給出的愛，因為這就是你失望和悲傷的根源。

在你準備結束反思書寫之前，請向你的指導靈和高我致上謝意，因為他們在你書寫的過程中一直陪在你身邊，然後將蠟燭吹熄。把你的寶石和其他書寫工具收存在一個固定地方，便於你下次進行更深入的反思時使用。

心輪的相關對應

女神

安亞、希拉、伊絲塔、觀音

寶石

綠玉髓、青蛋白石、符山石、
粉紅方解石、粉紅碧璽、
菱錳礦、粉晶、紅寶石

塔羅牌

大阿爾克那：戀人

盧恩符文

英格茲（INGWAZ）、肯納茲（KENAZ）

精油／藥草

佛手柑、黑雲杉、可可、
小豆蔻、芫荽、山楂果、
茉莉、薰衣草、馬鬱蘭、
玫瑰草（馬丁香）、歐芹、玫瑰、百里香

行星

金星

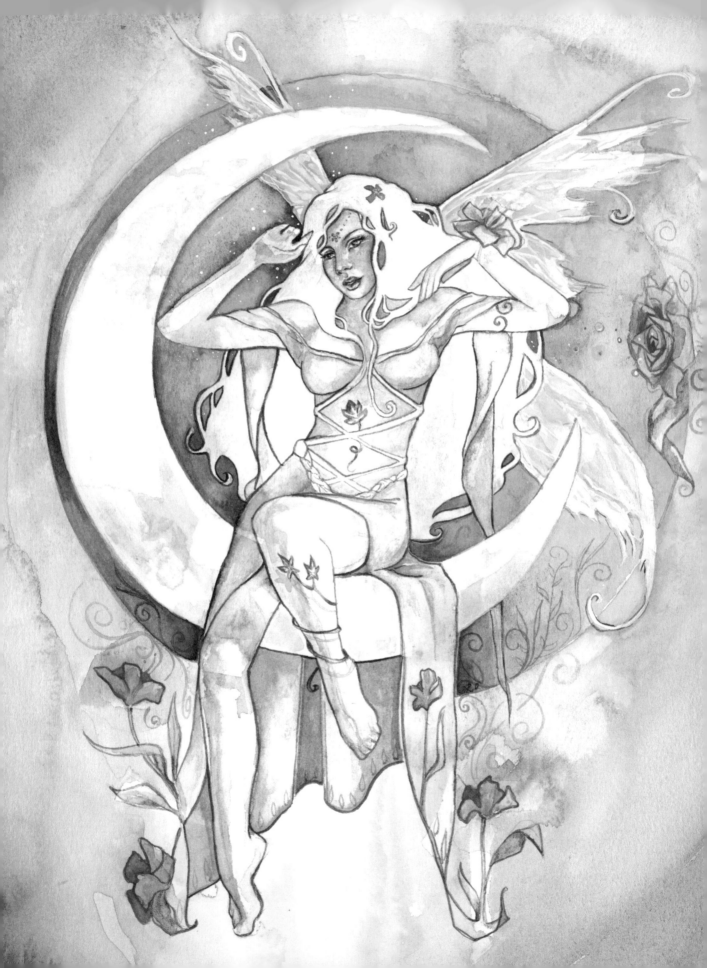

心輪女神

全世界對於愛的稱呼有很多種，同樣的，代表愛的男神和女神也很多，每一位都反映了這個多面向能量流的不同面貌。**安亞**（Áine）是愛爾蘭／凱爾特神話中主掌財富、愛情、人格主權完整性的女神。她既是太陽神、也是月亮女神，能夠控制時間，決定事情的起始和終了，幫助人獲得新戀情，或是減輕失去愛情時的痛苦。**伊絲塔**（Ishtar，更早之前的身分叫做伊南娜 Inanna）是來自阿卡德（前蘇美人）文明最早誕生的、真正的愛神。她是一位雙面女神，同時擁有創造與破壞兩種能力。**希拉**（Hera）是希臘萬神殿眾神之父宙斯的妻子，代表著愛的另一個面貌——忠貞且順從的妻子，也是祖國的女王。最後是**觀音**（Quan Yin），她讓我們看到愛的另一個視野——純然的悲憫心，是懷抱慈悲與恩澤的女菩薩。

以上提到的每一位女神都多少與水元素相關聯，而水元素在薩滿信仰的拉科塔藥輪是屬於西方的元素。比如觀音手中就握著澆灌世間的神聖淨水瓶。觀想聖水的力量，便可讓人生命得到治癒更新。想像你站在觀音的神聖療癒淨水瓶下方，讓這道聖水澆灌在你身上，流過你全身。接受她慈悲之水的澆灑，得到她的庇佑，你就可以將這份能量帶進你的日常生活中，也將它澆灌在其他人身上，去庇佑他人。

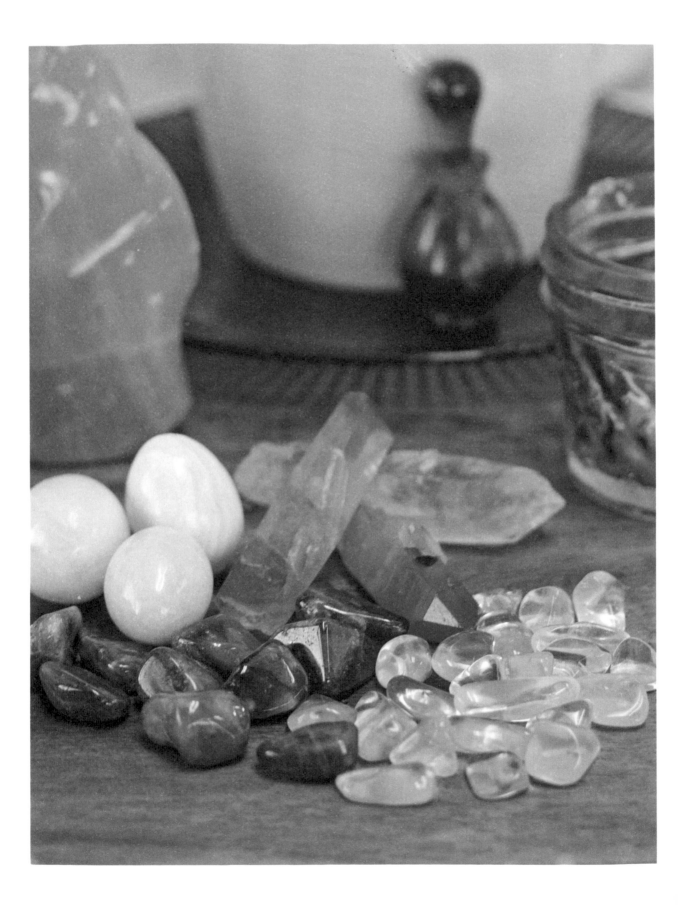

心輪的寶石、精油、及藥草

心輪寶石

粉紅碧璽（PINK TOURMALINE） 能夠開啟無條件之愛的能量流，是其他任何一種寶石都比不上的；**粉紅方解石（MANGANO CALCITE）** 能使破碎的心回復完整。粉紅碧璽提醒你記得，敞開心房放心去愛是安全的，而粉紅方解石則能治癒心房所受過的創傷。

粉晶（ROSE QUARTZ） 是愛的晶石，可以擴大你內心以及家中或神聖空間裡愛的感受，因此被稱為一切情愛寶石之母，因為它能激發我們的無私慈愛之心。

青蛋白石（GIRASOL） 是一種質地更輕、更透明的粉晶，能為你的生命帶來全新的能量。佩戴青蛋白石，便能夠將愛的陽光帶到你的生命中。

菱錳礦（RHODOCHROSITE） 是心輪寶石家族中的玫瑰，是象徵善良、愛心和潛能無限的盛開花朵。菱錳礦能夠為愛帶來新希望。Rhodo 這個字在希臘語中就是「玫瑰」的意思。當你使用菱錳礦來療癒，請觀想你手中握著愛與慈悲的玫瑰花，然後將這朵玫瑰從你手中遞出給全世界，讓花瓣慢慢綻放開來，以無私接納、寬恕、以及平和的溫暖愛意，擁抱你所認識、你所愛的每一個人。

綠玉髓（CHRYSOPRASE） 可以療癒過去的情傷，據說也有助於維持心臟健康。

符山石（IDOCRASE）和紅寶石（RUBY） 能夠增強肉體激情慾望，活化愛情能量。根據古印度傳說，當摯愛的親人過世，他們的靈魂會像一顆紅寶石那樣永遠活在你心中。當你佩戴紅寶石首飾，就能夠得到他們的恩澤加被。

可以試著將心輪寶石放在你的臥室，因為臥室應該是你家中一個愛的庇護所，無論你現在是單身還是有伴侶。愛的能量有助於深沉和寧靜的睡眠，因此，你可以將這些愛的晶石放在臥室門口附近，來穩定你臥房的能量。你可以從上面這些晶石當中選幾樣，放在蕾絲布或粉色絨布當中，懸掛在室內，或是從中挑選一些對你有意義或是特別能帶給你靈感的造型石頭，擺在桌子上，這張小桌子馬上就可以變成愛的聖壇。

你也可以試著每天晚上點一枝粉紅色蠟燭，讓它燒五分鐘，來幫助你釋放白天的煩憂，將思想念頭轉到愛和親密關係上。感覺你身體各個部位都變得柔和而且敞開，觀想你的身、心、靈都渴望得到愛，你所處的周遭環境也是。集中你的意念，將愛注入你的空間和靈魂當中。在你生活中去深化和擴展愛的意識，你身邊所有人一定會感受得到，而且會感謝你所做的這些努力。

心輪的藥草和精油

山楂果（Hawthorn Berries）**是心的療癒大師，既保護你的心、又保護你的住家，能夠將心輪裡面因為過往傷痛而儲存的負面能量加以清除。茉莉**（Jasmine）**是心輪的誘惑者，以迷人的香氣魅力勾引戀人，它充滿激情的說服力，幾乎無人能擋。薰衣草**（Lavender）**經常被認為是屬於頂輪的花，當然也沒錯，但是在心輪，薰衣草能夠讓人沐浴在愛的平靜氛圍中，這是很多人努力追求卻很難得到的。馬鬱蘭**（Marjoram）**除了可以讓人保有和諧的人際關係，還能為愛情帶來和平與安寧。**

玫瑰（Rose）是心輪的高級貴婦，可說是所有代表愛情的花朵中最被推崇的一種，它守護著你的心門；而**百里香**（Thyme）則能帶來療癒和淨化。**芫荽**（Cilantro）擁有愛情魔力，可以增進激情的感受。**歐芹**（Parsley）能將激情與生育力結合，是想要懷孕的夫妻的絕佳選擇。**玫瑰草**（Palmarosa，馬丁香）能夠讓人心情變好，提升美好感受；它跟其他心輪藥草一樣，都與金星同頻共振，能增強愛的能量。**可可**（Cacao）是一種天然壯陽藥，可以打開心輪，誘發愛意，也能減輕焦慮，讓你更容易接受愛情的進程。**小豆蔻**（Cardamom）可以為一段可能的戀愛帶來催情效果，**黑雲杉**（Black Spruce）則能為你的愛情儀式帶來淨化和療癒效果。**佛手柑**（Bergamot）可以讓你在愛情中保持澄明之心，看清深層的誘惑是什麼，不致因為戴了玫瑰色眼鏡就被愛沖昏頭。

你也可以考慮自己動手製作戀人香水，來向你內在那份想要與你的神聖伴侶共舞的真心愛意致敬。基本配方在第119頁，但你也可以隨自己喜好添加其他材料。

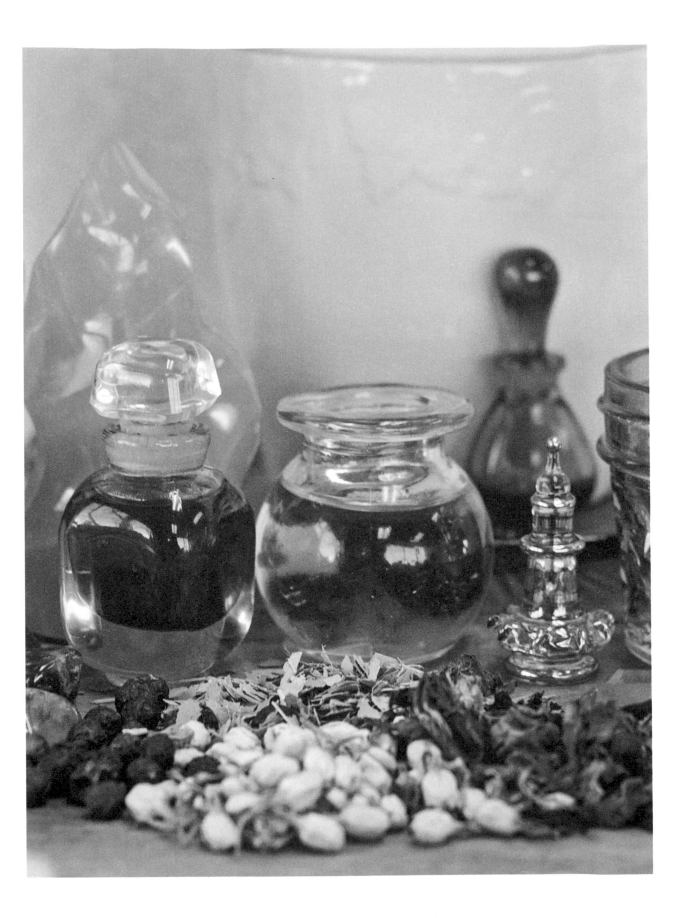

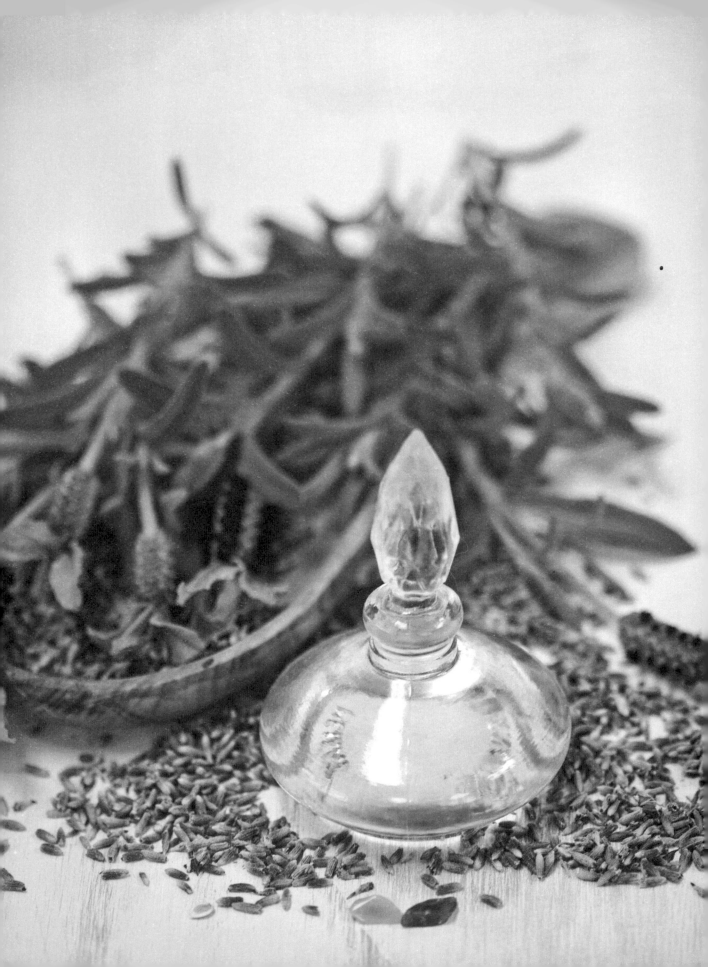

製作戀人之吻香水

材料配方

- 基底油2盎司（57克），最適合此配方的基底油是玫瑰果油（Rosehip seed），因為玫瑰連結愛情
- 五月玫瑰精油（Rose de mai，或稱摩洛哥玫瑰）10滴，連結真愛的本質
- 薰衣草精油2滴，帶來平靜與平衡
- 伊蘭伊蘭精油4滴，增強結合與的性能量
- 廣藿香精油（patchouli）2滴，可將能量凝聚在愛的舞步中
- 粉晶小碎石1片代表愛；綠寶石小碎石1片代表忠誠（也可用代表激情的紅寶石或代表療癒的綠玉髓）

將所有材料輕搖混合均勻，邀請你的愛情指導靈現身，讓這位光明存有來導引和庇佑你。當你使用這個配方香水時，可以呼請愛神維納斯來加持祝福，提升你對愛情的美好渴望。阿門，感謝，一切如是成真。

心輪的塔羅牌、
盧恩符文、及行星

大阿爾克那：戀人

大阿爾克那的「戀人」牌既代表著肉體上的伴侶，也代表結合的概念，或是在兩位戀人當中做出選擇。當你運用這張卡的能量來進行療癒時，可問問自己，什麼才是你真正想要的。列出你理想中的情人特質。在你腦海中想像一個畫面，當你處在真愛之中，你的生命會是什麼模樣，儘量愈仔細愈好。戀人牌邀請你把這個夢想做大一點，設定你對愛情的意圖，讓這個意圖比你過去曾經想像的都還要廣大廣闊。請記得，當你擁有一份感情，且想要擴大這份愛情時，你也等於把你的伴侶一起帶入新的覺知意識之中。保持溫柔和專注，永遠要替所有眾生的最高利益來著想。

盧恩符文：肯納茲和英格茲

肯納茲（Kenaz）是代表浪漫愛情、肉體關係，以及生育繁殖的符文，英格茲（Ingwaz）則是代表親情和家人之愛（storge）。一個是促進你與另一人的情感關係（表達肉體慾望），另一個則是將你從情感關係中拉出來，對你身邊的人、以及你自己的物理空間表達你的愛，也許是透過一些小裝飾，或是擺設一個獨特的個人聖壇。肯納茲和英格茲如果平衡，就能夠為你的內在和外在都帶來愛的能量。請在冥想中去感受這兩種不同類型的愛所要傳達的訊息，看看你生活中有哪些部分需要與這兩種、或其中任何一種愛來建立連結。

行星：金星

金星是最能代表愛與美的星球。在占星學當中，金星坐落的宮位代表了你是用什麼方式在愛自己和愛別人。金星也代表你的青春與活力，以及你愛自己和愛他人的能力。問問自己：你心中有哪些部分需要綻放更多的愛呢？呼請金星來軟化你的心，讓它更能夠接受別人對你的愛。如果你正在尋找愛情，請召喚金星把新的戀情帶來給你。

心輪的原型

心輪的代表原型比較為人熟知的有三個，這三個原型都呈現出一種神聖二元性，有的是直接以一對戀人的形態出現，有的是以一個人內在同時具備神聖男性能量與神聖女性能量的平衡形式來展現。

戀人（The Lovers）這個原型代表了愛的二元表現：一面是女性的溫柔理解力與安全感，另一面是陽剛的力量與權力，兩者可以相互結合。戀人原型反映了你自身的二元性與能耐，你可以既溫柔又堅強，既柔軟又具有保護力。**靈魂伴侶**（The Soulmates）這個原型代表你注定要相遇的

俗世戀人拍檔，無論你們的肉體或情感相隔有多遙遠。據說，每個轉世為肉身形式的靈魂，都必定會遇到至少一個被他（或她）吸引的靈魂伴侶。你的靈魂伴侶代表著你與你靈魂的另一個色身的完滿結合。**雙生火焰**（The Twin Flame）原型是你精神上的另一半，一直在天上守護、保護、疼愛著你，但在你的這輩子當中都沒有轉生成人。所有靈魂都擁有鏡射的能量，能夠映照出自己的另一面：許多人在精神上都能與他們的雙生火焰「相會」，並感謝有一位精神上的靈魂伴侶在靈性領域照顧著他們。（要跟自己的雙生火焰相會，你只需要呼請你的愛情指導靈，告訴他們你已準備好要跟你的雙生火焰相會。大多數情況下，這種相會是發生在夢中。對很多人來說，在夢中相會的雙生火焰會比較少出現諸如失眠之類的問題。）雙生火焰就像你的守護天使，他比其他任何人都還要了解你——畢竟，他（或她）就是你的另一半啊！

心輪梵咒

Jai Radha Madhav（譯音：傑 - 拉達 - 摩答縛），這句梵咒是在頌讚拉達（Radha）和奎師那（Krishna）這對神聖愛侶。從很多方面來說，他們的愛就是一種精神結合的有形展現，這個結合當中，個人熱愛並稱頌雙人的結合，反過來也一樣。他們兩人雖然無法在一起，因為拉達已婚，而奎師那是國王身分，但他們是真正的靈魂伴侶，他們是憑藉著思想意念與本心，而能超越時空緊緊相連。他們讓我們看到，真愛的力量可以克服所有約束。如果你也有這樣的經驗，與你的靈魂伴侶因為無法克服的障礙而兩地相隔，那麼你現在知道這句咒語的殊勝了，儘管有形障礙重重，靈魂也依然可以緊緊相連。

冥想練習：
活化心輪

活化心輪的目的是為了幫助你體驗愛的能量。一旦你的身體在物理面上將這個愛的振動頻率記錄下來，將來你要運用它就會更容易。請讓以下這個冥想來引導你。

1／回想一下你此生中感覺最深刻的一段愛情——你覺得對方最在意你、最重視你、最珍惜你、照顧你、最能接受真實的你。你有什麼感受？具體來說，你的身體有什麼感覺？你的精神感覺如何？那時，你的能量場有什麼感覺——是活力旺盛、朝氣蓬勃、充滿可能性嗎？那時你對自己的評價如何？你如何看待自己？

2／當你處於一種感覺被愛的狀態，一個擁有無限機會的新世界就向你敞開了。愛是宇宙中最強大的能量，藉助它的力量，任何你想追求的東西都可以被你創造出來，你的身體會得到療癒，並體驗到深邃的幸福喜悅感。你要做的就是接受。愛是一種禮物，永遠都渴望能被人接受。你大可放心對愛說 Yes。

3／觀想一道綠色的愛情能量波浪正朝你整個身體席捲而來，你全身上下都被一種深層的愛意與寧靜感所充滿，你知道你被很多有形與無形的生命所疼愛著。有一群天使與祖先軍團正支撐擁抱著你，他們了解你、疼愛你、欣賞你。

4／接下來，請將那份愛的能量帶到你的心房，將你的雙手放在心臟上。如果你感覺自己的內在有一些孔洞或地方仍因過去的創傷而感到沉重，請把更多愛的能量傳送到那些地方。提醒你內在的那個小女孩或小男孩，你現在就在他（或她）身邊，他（或她）很安全，可以放心。提醒那個小女孩或小男孩，現在一切都很好，而且為了療癒過去所受的傷，不管她（或他）需要什麼，你都會提供給她（或他）。感受一下，她（或他）現在已經收到這份曾經失去的愛，散放著綠色光芒的療癒之愛，已經將那些孔洞和空缺都填補了。

5／在這個圓滿療癒之地，新的你誕生了，你神采奕奕，準備開始去尋找和展現你的真實面貌。在這裡深深吸一口氣，接受並允許這份愛與真實面貌安坐在你靈魂深處。吐氣時，將所有焦慮和猶豫通通釋放掉。你知道自己值得擁有這份愛：接受它、享受它，然後將其散播到全世界。

願你永遠被愛、被擁抱、被祝福。阿門，感謝一切，如是成真。我們繼續前進。

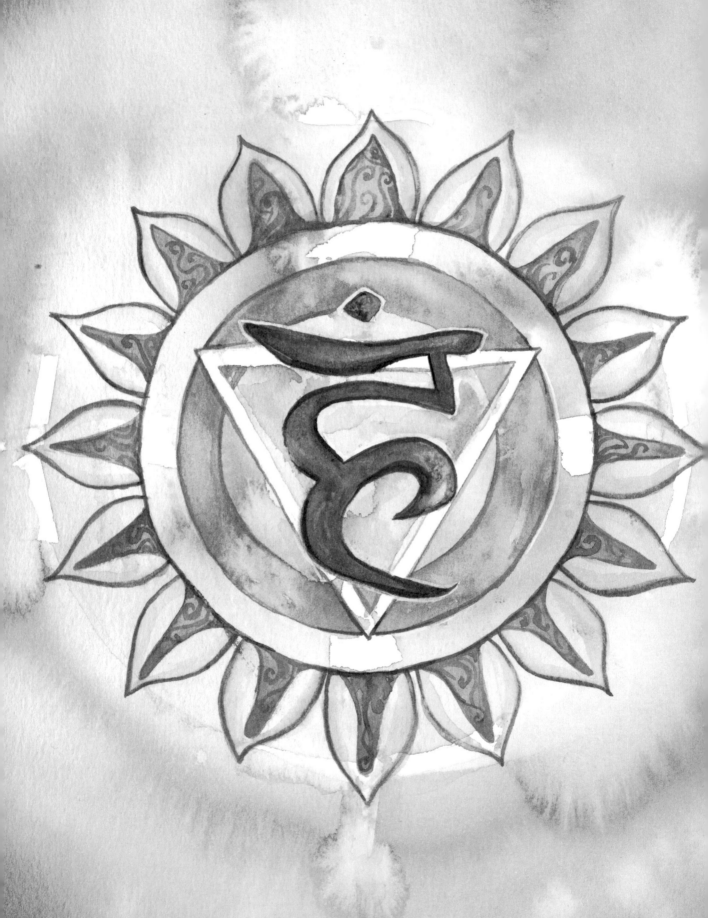

Ch

6

喉輪

Throat Chakra—

毘修達 *Vishuddha*

你對「真我實相」有什麼感覺？ 在這一章裡面，「真我實相」是操作用語，「聲音」則是它的間接焦點。談到喉輪，很多人會把焦點放在發出的聲音和說出的話語上——也就是你表達觀念和想法的能力。在喉輪部位，最重要的不是你用什麼「方式」溝通，而是你溝通的「內容」是什麼。這個「內容」，指的就是你的真我，你內心最深的智慧；「方法」則是你分享真我的管道。真我的「實際內容」以及「表達方式」，兩者都坐落在喉輪，它就位於你喉嚨的正中央（或是喉結）部位。

你對「真我」的定義是什麼？有人說，真我是一種個人探索，為了了解自己是依據什麼樣的價值觀和信念而對生命做出各種不同的決定和抉擇。也有人認為，真我是宇宙的集體實相，一個整體智慧，所有的人都可以去追求它、並且尋求與它合而為一。這兩條路是有交集的，它可以啟發你去探索個人和集體的真我。善用你的敏銳天賦，去發掘你該如何將你所看到的、學到的、經驗到的一切，跟你的生命徹底結合。

冥想練習：
感應你的喉輪

喉輪這個能量中心，含藏著你所有的生命經驗，包括聲音、表情，以及真我實相。許多人發現，要探索這個脈輪其實很困難，因為他們從童年時代就一直被噤聲或被壓抑。想想關於「完美小孩」這個神話，完美小孩唯有當他們被允許說話時才能發聲。或許你從未有過這樣的經歷，但是曾經有過這經驗的人，過去你的聲音一直不被接受、不被重視、不被欣賞，現在你有機會來療癒內在那個被噤聲的小孩了。

也許你對真我和聲音的經驗感受是非常不同的。也許長久以來你的聲音受到眾人的欣賞，或是從小就被鼓勵說出真我，但是現在，你長大成人了，卻感覺自己被噤聲了，無論在工作、社交或家庭中。無論你的經驗是什麼，你都可以跟著這個冥想的引導，來探索你的喉輪。

1／首先，將注意力放在當下此刻，做一次深呼吸。現在，將注意力放在你的喉嚨，刻意用力做幾次大吞嚥動作。（吞嚥動作能夠重新喚醒你喉輪四周的能量。任何時候，只要你感覺自己說不出話、或是無法清楚表達自己的需要而感到失落迷惘，你都可以用這個吞嚥動作來鬆弛頸部）。

2／問問自己：「我內在最深的真我是什麼？」請給自己一點時間來回答這個問題。沒錯，這是一個大哉問，甚至會讓你無力招架，但是唯有問自己這個問題，你才有辦法真正去實現你的靈魂天命。了解、並清楚表達你個人的真我，踏出這第一步，你才能確切知道你該如何完滿自己的生命。

3／當你有了答案，請靜靜跟它在一起。好好去感受它。讓你的身體棲息在它裡面，充分去體驗它。一旦你了解到你內心最深的真我實相，其他真相就會從那裡接續被打開。比方說，如果你認為個人內在最深的真理是：「能量是真實的」，那麼其他真理就會跟著浮現：如果能量是真實的，那麼魔法奇蹟就是真實的；如果奇蹟

是真實的，那麼一切皆有可能；如果一切皆有可能，那麼你就無法被局限；如果你無法被局限，那麼你最瘋狂的夢想就可以實現。

4／親愛的，讓自己自由自在夢想。你知道你非常珍貴，並且要相信，表達你自己，就是在服務眾生的最高真理。讓自己沉浸在內在真我的平靜氛圍中。

5／當你在各個層面上都已經與真我實相連結，請求你的祖先和指導靈來到你身邊，跟你一起整合你所看見的一切。歡迎他們到來，讓他們圍繞在你身邊。他們的現身是要來幫助你，讓你能夠比之前更深地疼愛自己、以自己為榮。當你感覺到自己完完全全被這條支持和智慧的毛毯包起來，請用這句萬用禱詞來結束這段感應：阿門，感謝，一切如是。

願你永遠能夠被你內在的真我所安慰。

喉輪的問題反思

古羅馬人有一句著名短諺：「酒後吐真言」（In wine, truth.）。他們認為，一個人當他酒後醉醺醺，或是意識覺知狀態超越當下所限，不受時間、空間、習俗框架與社會期待遮蔽時，真我就會冒出來。不過，你不需要為這件事而喝酒。你可以自我反思：假設你現在喝上一杯，你嘴裡會冒出什麼真心話？如果你可以暢所欲言表達意見，不用擔心會受到打壓，那你會說出什麼話？想對誰說？

冥想時，你可以考慮使用天河石（amazonite），因為它是喉輪主要對應的寶石。將它握在右手（右手代表陰性能量和接受），感覺它的能量逐漸增強，流過你全身。幫自己泡一杯天竺葵和檸檬香茅熱茶，或是用丁香、肉桂和柑橘等藥草，連同卡本內紅酒一起下去熬煮成熱茶，一邊慢慢啜飲，一邊冥想反思以下幾個問題：

1／放下恐懼和猶豫，反思在你這一生當中，最需要聽到你真心話的人是誰？請記得，最需要聽你講真話的人通常就是你自己。最需要聽你講真話的人也可能已經離開這世上，但那不會是障礙。儘管把你的真話講出來。已經過世的人還是可以聽到你的聲音。

2／你的生命中是不是藏了很多祕密不能說出口？如果是，那些祕密是不能對誰說呢？當你想到祕密，你有什麼感覺？是不是覺得焦慮、心情沉重、壓力很大？如果你心裡藏著一些祕密，你生活中是不是有一些地方可以讓你把這些祕密說出來，或是將它們放下？

3／在你的生命中，誰對你的真我最能保持尊重？你的真實自我受到尊重，給你什麼感覺？如果你能夠把這個禮物送人，誰會收到這份禮物？

在你準備結束反思書寫之前，請向你的指導靈和高我致上謝意，因為他們在你書寫的過程中一直陪在你身邊，然後將蠟燭吹熄。把你的寶石和其他書寫工具收存在一個固定地方，便於你下次進行更深入的反思時使用。

129

喉輪的相關對應

女神

阿勒忒婭、維瑞塔斯

寶石

天河石、天使石、水光水晶、
天青石、綠松石

塔羅牌

大阿爾克那：正義與審判

盧恩符文

安蘇茲 （ANSUZ）

精油／藥草

月桂、黑莓、德國洋甘菊、
西洋蓍草、款冬、鼠尾草、接骨木、
尤加利、香脂冷杉、天竺葵、
檸檬香茅、苦橙葉、祕魯香脂

行星

水星

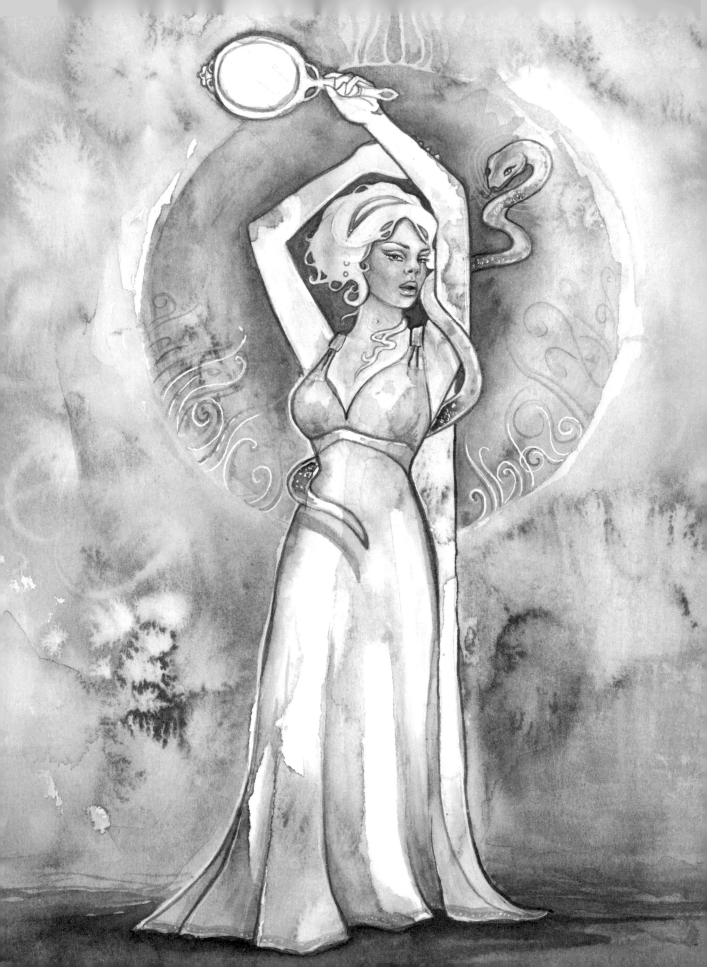

喉輪女神

*喉輪是音聲力量誕生的地方，對應的女神有兩位。羅馬神話中的**維瑞塔斯**（Veritas）是時間之神柯羅諾斯（Chronos）的女兒。她是真理女神（goddess of Truth），代表符號是一個英文大寫的 T，有辦法連結過去、現在、以及未來的真理。因為能夠接通所有真理，她成為一位先知、一名能夠看見未來、看透一切事物的預卜者。維瑞塔斯女神揭示了真相（喉輪）和洞見（眉心輪）之間的連結，也因此成為這兩個能量中心之間的神聖橋梁。*

阿勒忒婭（Aletheia）是古希臘神話中的真理與記憶女神，在希臘萬神殿中她是維瑞塔斯女神的對立女神。在希臘語中，阿勒忒婭 Aletheia 這個字的字面意思就是「無所隱」或「無所藏」，反照出我們內在需要解放的部分。總之，維瑞塔斯看見表面意義，阿勒忒婭則是看穿深層隱喻；在她的國度中，黑色和白色之間存在著灰色暗影。真實的你也是如此：在對與錯之間，存在著無數不透明的疊層，值得深入探索。

要與兩位女神一起進行療癒，你只要召喚她們，請她們為你揭開生命的一切虛妄幻想，為你指引通往完滿實相的途徑，使你擁有光明清晰的洞見。阿門，感謝，一切如是。

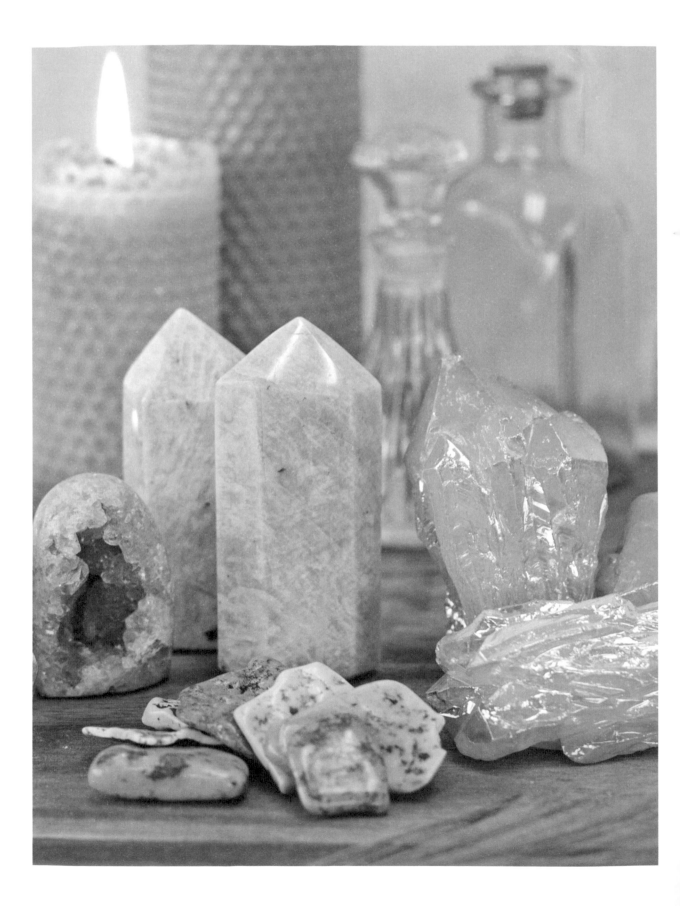

喉輪的寶石、
精油、及藥草

喉輪寶石

喉輪的寶石被認為是列穆里亞時代（Lemuria）的寶石，列穆里亞是海豚王國所連結的一個古老文明，因此喉輪寶石也代表了該文明墜落之前，被加密和保存在晶體中的智慧。

水光水晶（AQUA AURA QUARTZ） 是喉輪的主要寶石之一，是強大的氣場淨化器，還可以增強你的力量、耐力，帶來成功。

天河石（AMAZONITE） 是代表真心話的主要晶石，能夠增強演說家的信心，幫助他們輕鬆表達最難以說出口的詞彙和主題。

天使石（ANGELITE，又稱天青石（CELESTITE），屬於結晶形態） 能夠召喚天界的天使和大天使來到你的空間。隨身攜帶天使石，或是將它放在床鋪旁邊，可以讓你更容易跟你個人的守護天使與指導靈連結。

數世紀以來，**綠松石（TURQUOISE）** 在美國原住民中一直備受尊崇，他們認為綠松石是一種強大的淨化石和治療石，也能為戰鬥中的戰士帶來力量與護身。在古波斯文化中，它被視為一種可以帶來好運的石頭，備受推崇。

當你感到害怕或困惑時，可以連結你的喉輪寶石。方法如下：以舒適的姿勢躺下來，用「代表接收」的右手握著一到三顆你最喜歡的淺藍色喉輪寶石，讓寶石能量透過你的手流進你的身體（有些人覺得左手才是他們的「接收手」，請依照你自己的感覺即可）。將你的意念放在接收喉輪的禮物——平靜、智慧以及真理。然後將寶石換到你的左手，也就是代表放射的手，這樣你就能夠將這份能量發散出去，去庇佑世間所有眾生。觀想你放射出一道明亮的藍色真理之光，照亮全世界，世人因此得以看見，並歡喜納受。

然後，將其中一顆喉輪寶石放在你喉輪部位的正中央，接收藍色真理光芒的振動所帶來的療癒。最後，把注意力放在你的唾液，它是生命能量的載體，坐落在喉輪部位。從這個揭露真相的部位做一次深深的吞嚥動作，以此連結你的言語表達智慧之中心。信賴這個智慧；這是你與你的祖先經歷無數時代考驗而傳承下來的經驗，這是你內在最深層的知曉。願它好好為你服務。

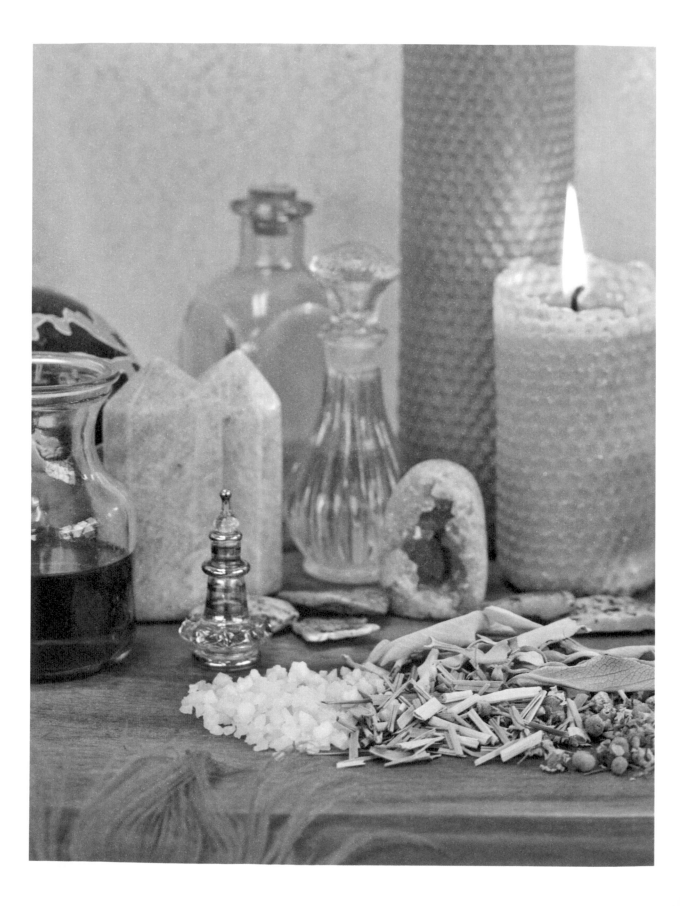

喉輪的藥草和精油

款冬 (*Coltsfoot*) 能給人帶來愛和靈通力，**黑莓** (*Blackberry*) 則能為使用者提供保護、帶來健康。**接骨木** (*Elderberry*) 可以保護人身體免受傷害，同時也是大師級的療癒藥草。**鼠尾草** (*Common Sage*) 有助於療癒和扎根，**檸檬香茅／檸檬草** (*Lemongrass*) 可以治療破碎的心。**月桂** (*Bay Laurel*) 能帶來精神力量，**尤加利／桉樹** (*Eucalyptus*) 具有潔淨、振奮精神和恢復健康的全面性效果。**苦橙葉** (*Petitgrain*) 與薰衣草以及德國洋甘菊 (*Blue Chamomile*) 的混合精油配方，具有鎮定、安眠的效果，也可舒緩神經緊張、鎮定心神。**西洋蓍草** (*Blue Yarrow*) 能帶來水元素的能量，清除阻塞的能量、修復氣場，而**祕魯香脂** (*Peru Balsam*) 則有助加深冥想的深度，調整脈輪系統。**香脂冷杉** (*Fir Balsam*) 能讓你與祖父級的森林深深連結，安撫你的煩惱和擔憂，幫助你在當下充分展現自己的風采。

有一個很棒的方法，你可以使用以上這些藥草和精油來製作一種叫做「寧靜真言」(The Peace of Truth) 的薰香或香水。你是否有發現，當你的心智能夠回歸個人實相，而且將注意力放在當下，你是不是會感到特別平靜？我們很容易不自覺為過去或未來而擔憂，很難讓自己去感受當下此刻的喜悅。這個時候，請記得，擔心憂慮是沒有用的。你擔心的事情並不會因為你的擔心而改變；事實上，如果你送出過多這種負面能量，你擔心害怕的事情反而會發生。所以，請讓自己單純活在當下。

下一頁我們會介紹一個很簡單、但非常有效的配方，你可以自己製作一缽薰香，用它來連結當下正念。

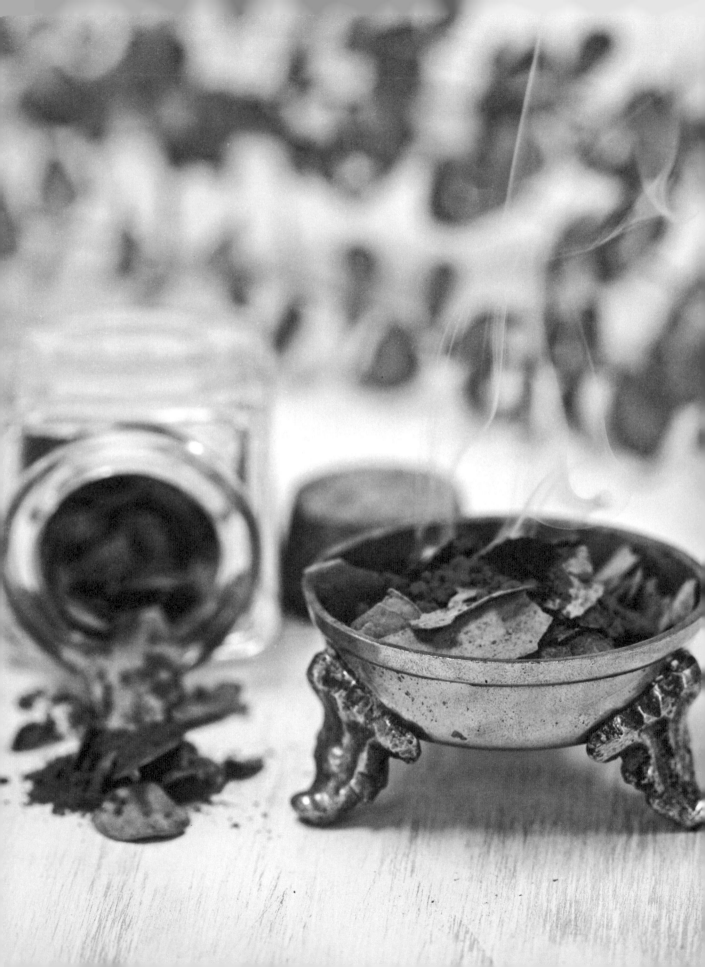

製作寧靜真我薰香

材料配方

· 乾燥的尤加利葉1盎司（28克），壓碎
· 月桂葉1盎司（28克），壓碎
· 檀香粉1盎司（28克）
　苦橙葉、祕魯香脂、以及香脂冷杉精油或原精各3滴

　　將所有材料放在研缽中，用研杵混合均勻，做成你想要的濃度。一邊研磨，一邊輕聲誦唸寧靜和平的禱詞，然後對它吹一口氣，將你的神聖生命力量灌注到這些配方中。完成後，放入一小塊喉輪對應寶石或礦石，然後將它封存在密封罐中，等到要用時再拿出來，放在炭盤上燃燒。每次做薰香時，請以感恩之心感受這些配方帶來的寧靜。讓它們為你打氣、帶給來祝福。阿門，感謝，一切如是。

喉輪的塔羅牌、
盧恩符文、及行星

大阿爾克那：正義與審判

在塔羅中，「正義」和「審判」是兩張截然不同牌義的牌，一張是屬於俗世凡塵面，另一張是超凡靈性面。正義牌代表俗世人間的決定和判斷之結果。在大阿爾克那牌中，它有時也代表法律程序，或是反映出一個人喜歡去評斷他人或是有那種批判的衝動。審判牌則代表一個人對真理實相的更高呼求，以及相對於俗世層次而言的更高責任要求。因此，審判牌也代表著透過反思和救贖來得到重生的可能性。兩張牌都與是非對錯的判定有關，但在眼界和廣度上則有本質上的不同。一個是要你俯視你的生命，做出正確決定。是不是有一些判斷需要提升或改進？另一個則要你抬頭仰望整個宇宙穹蒼，聆聽暗示，留心靈魂的呼喚。你隨時都有改變的機會，而改變的根本核心就是你要知道真正的你是什麼。真相可以激發或推動你的重生；這兩張牌無論哪一張，都是強烈訊號，在告訴你，你的靈魂已經處於進化狀態。

盧恩符文：安蘇茲

安蘇茲（Ansuz）這個符文的意思是清楚表達和傳遞訊息，因此也是代表真相的符文，雖然安蘇茲表達真相的方式是透過智慧啟示。安蘇茲也是北歐盧恩符文之父奧丁最早獲得的符文之一，是他倒吊在知識樹上九天九夜之後所取得的奧祕文字，這些文字的含義也成為他往後道路上的指引與教導。靜坐觀想這個符文，你可以知道如何在生活中保有真實、與人溝通。

行星：水星

水星是掌管溝通的行星，也是傳遞太陽系訊息的使者。在希臘神話中，墨丘利（Mercury）是諸神的信使，負責從奧林匹斯山向眾神傳遞重要消息。如果水星順行，地球上的溝通就比較順暢無礙，發生誤解的機會就比較少；如果水星逆行（水星每年會有兩次逆行），就要小心訊息可能會被誤傳。水星逆行期間，最好不要與人簽訂合約或開展業務。查看你個人的出生星盤，水星坐落在哪一個宮位，會有助於你了解自己該如何做更好的溝通，進而幫助你更有效地說出自己的真實狀態。

喉輪的原型

關於真我實相，有許多可對應的原型。因這個概念非常強大，本來就會有非常多種人類意識面貌與化身。但我們還是試著舉出兩個主要原型——**上師**（*The Guru*）與**求道者**（*The Seeker*），代表喉輪能量的具體展現。*guru*（上師）這個詞，在梵文中指的是從無知到開悟之道；因此，任何一種教導者、任何一個人，任何能以智慧和洞見啟發你、深化你的靈性覺醒的人，都可稱為「上師」。對某些人來說，喉輪的活化能夠帶來精神的揚升與啟蒙，並隨之與人分享那個開悟經驗。這個過程，就是成為上師之路。

求道者是另一個代表真我與智慧的原型，是屬於學生的角色，而不是教導者。求道者單純只為個人和成長因素而喜歡學習和體驗，上師則是將自己獲得的真理和智慧分享和傳授給他的學生，幫助別人開悟覺醒。兩者都各有其所用，也都很重要。

喉輪梵咒

Om Kumara Kushalo Dayayei Namaha（譯音：唵-庫瑪拉-庫夏羅-達亞耶-南摩訶），這句代表祝福的梵咒，意思是「為孩子帶來福佑的神聖母親，我們向您頂禮致敬」。你確實是蓋亞母親的孩子，當你在喉輪部位與你的真我連結時，你會更有辦法找到自己的定位，並說出真話。這個根植於心理分析學的個性化過程，一邊將你與大地母親分開，同時讓你重新與她有更直接的連結。

Kumara（庫瑪拉）在梵語中是「孩子」的意思，但同時也意謂「向死亡挑戰」，而且它也是一種提醒，真實和智慧是俗世生活必然會收到的禮物和挑戰。得到愈多的智慧，你就會愈安心；但是，擁有愈多的智慧，你就愈難信賴神的作為。這句咒語是一份邀請，希望你能夠感謝自己一路以來走過的靈性旅程，以及在沿途收到的禮物。默唸此梵咒，問問自己，過去以來你所秉持的真實以及智慧，是如何祝福著你，然後，向這些祝福致上你的感謝。

冥想練習：
活化喉輪

活化喉輪的目的在於：讓你更能夠自在無礙地表達和展露你內在最深層的真我。「真我」是一個含混模糊的概念，為了在你生命中活化它、徹底實現它，你必須問自己，真我對你的意義是什麼。你的真我是什麼？真我可以讓人產生力量，當然，還有愛。事實上，與喉輪比鄰的脈輪是心輪和太陽神經叢，還有眉心輪，也就是你的直覺中心。這幾個脈輪都緊密相連，也因此造就了我們認識和觀看世界的不同方式。請讓以下這個冥想來引導你活化喉輪。

1／要小心，活化你能量場的真相中心是一項艱難複雜的壯舉，但同時，這個決定對你來說其實也是最簡單的。你準備好接受自己的真我了嗎？你已準備好要在生活中徹底真實地展現自己，並對自己的言語、行為和動機負起責任了嗎？如果你對這些問題的回答都是肯定的，那麼你的喉輪其實已經敞開，而且已經活化。

2／接下來，要相信，你可以安心對任何一個需要聆聽你真我的人，用任何一種溝通方式來表達你的真實狀態。當你能夠完全進入自己的真我，並用你自己的聲音對世人表達真實的你，請邀請你的指導靈與真理女神來為你加持。

3／這時，請呼喚「藍色之光」的明亮藍色本心。觀想這道光從你喉嚨的部位（也就是你的真相中心）放射出來，想像你將這道來自喉輪的藍光發送到宇宙的正中心，在那裡，它可以跟其他的真我能量光束連結，然後將這道集體的真我之光反射回來，回到我們的星球——回到地球上所有的樹木、花朵、動物、河川身上。真我實相，就是眾多靈魂最強力連結的地方。其次是愛，真我是最強大的能量振動。

4／一旦你找到你生命中的真實，並與它連結，請讓自己停留在那裡，要停留多久都可以。讓真實將你包圍，給予你滋養和支持。你是真理實相的孩子，因此真實就是你與生俱來的權利。觀想你將這個真實

散發出去給全世界。想一想，你該如何將這個真我帶入自己的生活中，並將它反射給身邊的人。

5／最後，也是最重要的一點，思考一下，你可以如何用這個真我來利益自己、幫助自己繼續成長和發展。此刻正是時候，你可以更加擴展自己，讓你的言行落實於你內在的這份真知當中。享受此一階段的靈魂發展，因為在這裡，你可以找到你人生最棒的指南針，你會知道自己人生的方向在哪裡。

願你永遠帶著真實與美好前行。阿門，感謝，一切如是。我們繼續前進。

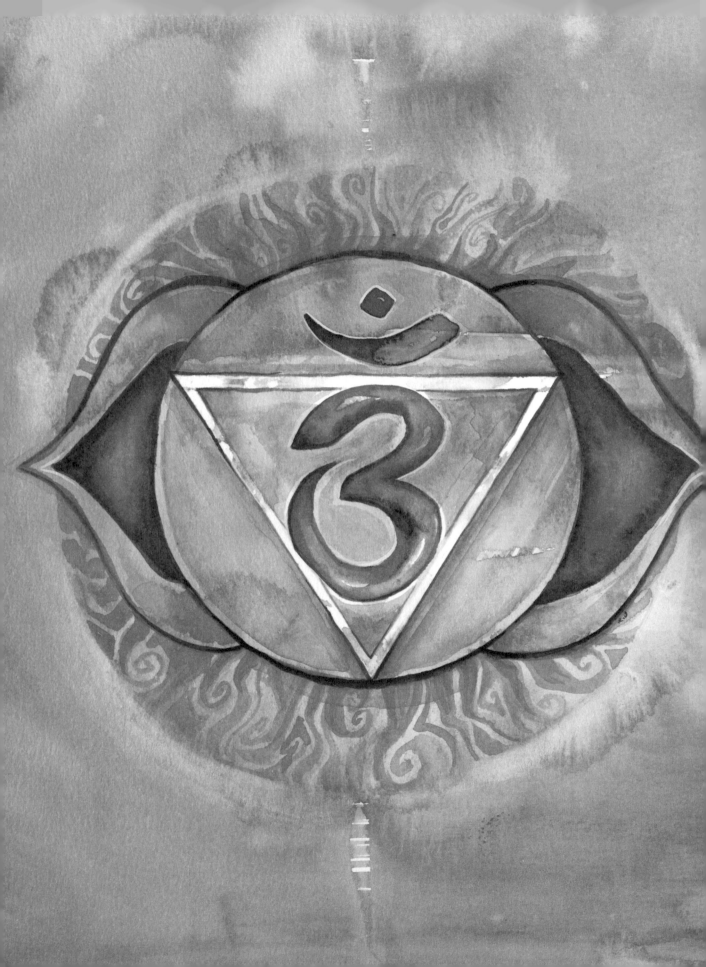

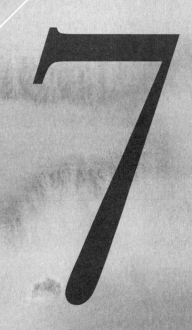

Ch

7

眉心輪

Third Eye Chakra—

阿耶那*Ajna*

眉心輪（第三眼脈輪）是直覺的所在地，明晰洞見的中樞。如果眉心輪敞開而且活躍，你會變成一隻能量孔雀：擁有眾多「眼睛」，能夠看到色彩鮮豔飽滿的世界，所有感官都非常敏銳，能夠作為你獲取智慧和訊息的根源。如果眉心輪阻塞，你的感受會正好相反：無法清晰看世界、無法聚焦、也無法感知你周遭發生的事情。

無論眉心輪敞不敞開，其實你都能夠學習、生活、人生獲得成功。事實上，眉心輪不活躍的人，生活依然可以過得很好。既然如此，那是什麼原因我們要積極去開發直覺，讓眉心輪變得敞開和活躍呢？因為，很多時候，我們會對世間感到絕望和不滿足。人到三十、四十、五十多歲，最常問的問題就是：「我的生命就是這樣了嗎？」當你開始想要去追尋更深層的生命意義，了解死亡、意識，以及真理時，你就知道，你已準備好要深入探索你的眉心輪，藉此提升自己的視野和洞見了。這個地方，不存在任何邊界。在這個地方，智慧會從四面八方湧來。在這裡，你可以看得非常清晰、生動逼真。這時，新的問題誕生了：你要用你學到的知識來做什麼呢？

冥想練習：
感應你的眉心輪

感應眉心輪的目的，是為了幫助你分辨什麼是靈性視力、什麼是肉眼視力。因為很多人還沒學會完全信賴他們肉眼看不到的東西，因此直覺就顯得很弔詭。不過，直覺與「肉眼視力」沒什麼關係，而是跟「感應力」有關。為了幫助你跟眉心輪建立連結，以下我會要求你閉上眼睛來進行這個冥想，因為當你在探索意識的更深層領域時，你的肉眼並無法時時給予你正確引導。請在這裡放慢腳步：這是形而上學與靈性開發的最終邊境。一旦你相信自己可以不受時空限制，從一個抽象本源去接收和獲取智慧，你的整個生命經驗就會變得「神奇」起來，得到無限啟發。

1／首先，閉上你的雙眼，然後觀想，你的一隻感應之眼正在打開。你可以試著想像，在你的雙眼正後方，有一面空白銀幕（像電影銀幕一樣），你的靈魂可以把影像投射在那面銀幕上，讓你進行立體多面向的探索和體驗。現在，將你人生中最快樂的一段時光投射到銀幕上──那時的你，笑得非常開懷燦爛，內心毫無懼怕。

2／接著，把這個影像從銀幕上清除，然後投射另一張你自己的影像，是你人生中最有自信的時刻──那個閃閃發光、充滿力量的你。那一刻，你有什麼感覺？你記得當時自己在什麼地方、穿什麼衣服嗎？

諸如此類的細節，有助於你在視覺化練習中看得更清晰具體。

3／現在，把那個影像清除，然後投射一張你現在的模樣上去。現在，有哪個部分可以讓你更完整地愛自己嗎？在此刻，你如何才能更深入地支持自己？你需要什麼東西，才能讓自己感到幸福、被愛、被看見？現在，你已經打開你的眉心輪，它可以來服務你的最高福祉和需求。

4／想像一下，如果你可以為他人和我們的星球也做同樣的事情，比如說，如果我們的星球也能擁這樣寬廣的愛的頻率，也

許全球的衝突戰爭就可以得到終結。這樣，我們的眉心輪就可以成為所有眾生的療癒工具：一旦我們能夠清晰地「看見」自己，我們也可以清晰地「看見」別人。但願你所看見的，能夠服務你個人和人類群體。也祝福你和其他人，永遠都能夠被你們眼睛所看見的事物所療癒。

5╱當你感覺自己與內在最深的知曉已經連結，能與內在神性相通，而且感覺自己的靈視力完全被打開了，請用這句萬用祝福禱詞來結束這次的感應練習：阿門，感謝，一切如是。

眉心輪的問題反思

當你思考這個脈輪的英文名稱——the "third" eye，第三隻眼——時，請想一想，如果你有辦法透過另一種視力管道來看見事物，是不是會對你作為一名治療者，甚至生活中你身為別人的姊妹、伴侶、孩子、父母有所幫助。畢竟，你有這個管道，是為了服務別人。當你在思考這些問題時，可以用精油或香水塗在身上，來幫你打開另一種視力。絲柏、艾草、以及藍睡蓮精油，是增強你肉眼和乙太靈視力的強大工具。使用其中一種、或全部都使用，或是將它們混合起來做成神聖香水，可以活化這些植物藥草所帶來的覺知意識。在你冥想反思和回答以下這些問題的同時，可以幫自己沖泡一杯艾草與藍睡蓮混合花茶，來柔化你的中樞神經系統，增強你的靈視力的明晰度：

150

1／你的內在靈視力對於你生活中哪一部分看得最準確？你是否有辦法在事情發生之前，就準確預知那件事情的情況，雖然這樣會讓你感到有點不舒服或不安？如果是，結果是什麼？

2／你現在可以將這個靈視力用在生活中的哪些地方？觀想有一道深藍色的能量光束（神聖靛藍之光），從你雙眼間那個部位到你頭部後方，將你的頭部團團環繞。你看著它向外展開，擴大你全方位的視野能力，前後左右你都看得見。給自己一點時間，去探索你所看到的東西。不帶任何判斷，把你所看到的一切都寫下來，用關鍵字、短語或長句子都可以。

3／如果你是一位具有靈視力的神聖諮商師，你對自己有什麼感覺？你擁有什麼樣的靈視力或預知能力天賦，可以來幫助你自己或你所認識、所摯愛的人？你擁有什麼樣的感應或靈視力天賦，可以來幫助你沒見過面的人，還有，你如何跟那些沒有靈視力的人談論你的靈視力？你會怎麼解釋你所看到的東西？

在你準備結束反思書寫之前，請向你的指導靈和高我致上謝意，因為他們在你書寫的過程中一直陪在你身邊，然後將蠟燭吹熄。把你的寶石和其他書寫工具收存在一個固定地方，便於你下次進行更深入的反思時使用。

眉心輪的相關對應

女神

皮媞亞、喀耳刻（瑟西）、黑卡蒂

寶石

藍銅礦、藍色東菱石、拉長石、
青金石、蘇打石、丹泉石

塔羅牌

大阿爾克那：女祭司

盧恩符文

拉古茲（LAGUZ）

精油／藥草

荖藤（檳榔葉）、藍睡蓮、絲柏、
小米草、杜松、曼德拉草根（毒茄蔘）、
艾草、紅沒藥、罌粟

行星

月亮

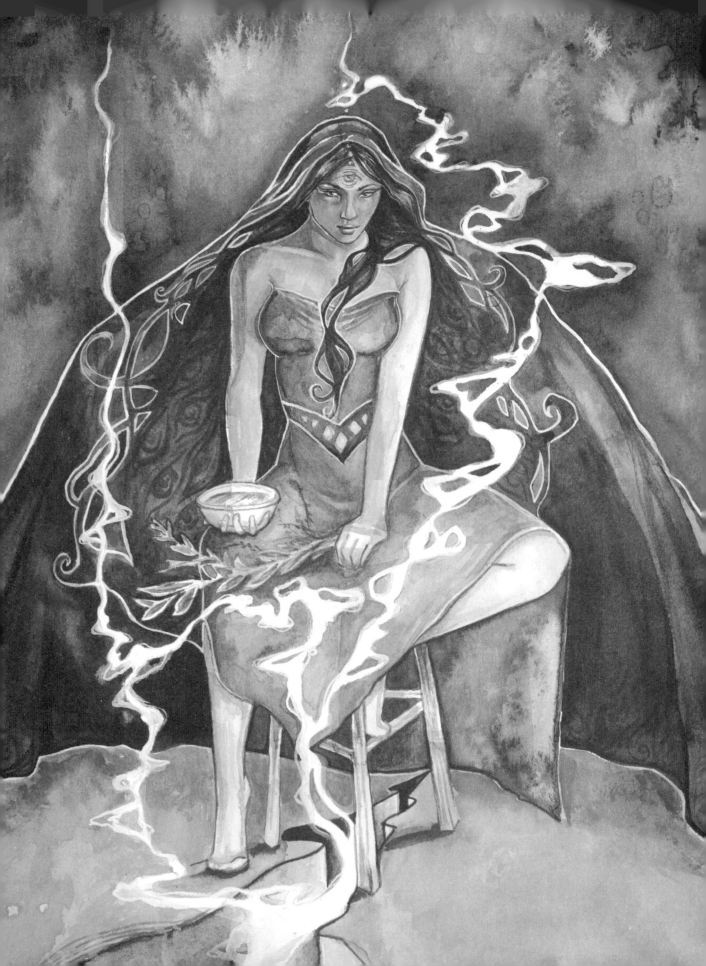

眉心輪女神

*有趣的是，在直覺和眉心輪所掌管的國度裡，只有三位女神在這躺神聖旅程上為我們引路：**皮媞亞**（Pythia）、**喀耳刻**（Circe）以及**黑卡蒂**（Hecate）。她們被認為是此一國度的女門神，是生者與死者的聯繫門戶。在許多文化和傳統中，人們認為醫者、巫師、薩滿，以及其他從事轉化治療的人物，都是生活在意識和空間的邊緣。他們從那個空間遠遠觀看我們、凝視我們、對我們做一些事，但卻讓我們獨自居住於凡間，去尋找符合人類治療程序與西醫模式的解藥和療方，來治癒或修補我們所有的疾病苦惱。*

　　皮媞亞是眉心輪女神，可以幫你連結祖先智慧，打開你的靈視力與內在洞見。她是擁有預見能力的高階女祭司，能夠安坐於「現在」與「未來」之間。喀耳刻是希臘萬神殿中的魔法女神，但與所有女神一樣，同時擁有光明與暗影、慈愛與邪惡的法力。她能夠讓你看到你自己的神奇法力（也能在你的飲水中下毒、殺光所有生物）。黑卡蒂是希臘神話中掌管轉生進化的女神，也是生命十字路口的女神：她佇立在生與死之間、過去與未來之間，以及你的神性自我與人性自我之間。這三位掌管直覺的女神，會告訴你多種使用能量的方法，然後由你自己來決定要如何將她們接通的能量發揮到最大。

　　現在問問自己，你如何才能將你的靈視力、創造力、洞見、以及顯化力發揮到極大，而且讓它們更有意義。請這三位女神來與你作伴，因為她們可以輕鬆優雅地穿越這裡的艱難地形，為你引路。誠心尋求她們的眷顧，因為她們有很多東西要教給你。請大聲呼喚她們：「神諭女神、眉心輪女神，請用您的智慧和洞見照亮我。我衷心感謝您的指引。阿門，感恩，一切如是成真。」

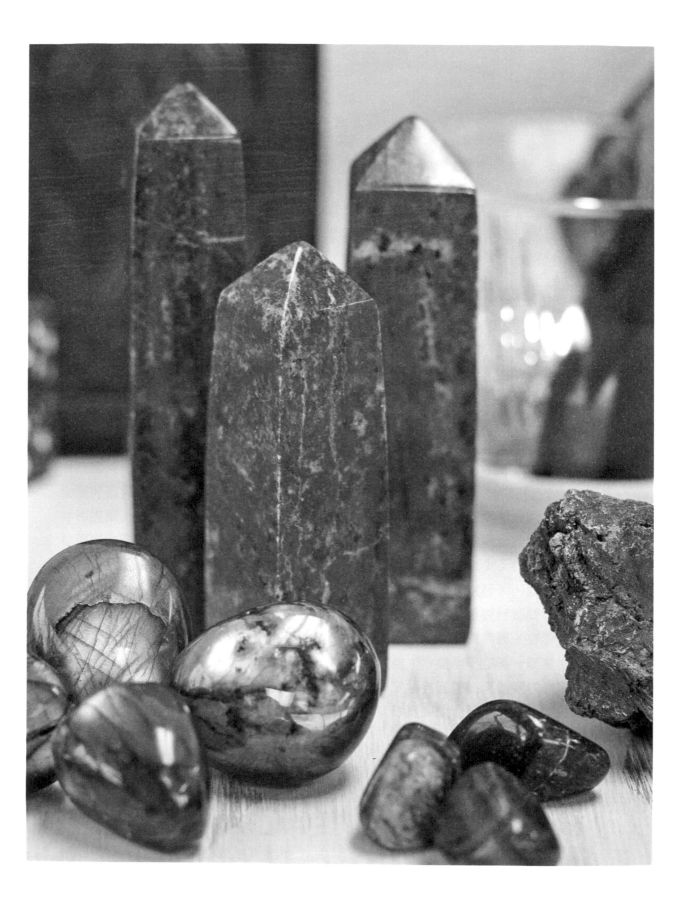

眉心輪的寶石、
精油、及藥草

眉心輪寶石

　　藍銅礦（AZURITE）是所有眉心輪寶石中功能最強大的一種，能夠增進通靈和預知力，著名先知預言家愛德加 · 凱西（Edgar Cayce）就把藍銅礦比喻為通靈大師之石。

　　藍色東菱石（BLUE AVENTURINE）能夠增強直覺力，讓人可以預見未來；**丹泉石（TANZANITE，**又稱坦桑石）是一種療癒寶石，人們認為這種晶石裡面含藏了其他次元的教導。藍色東菱石能夠預知未來，丹泉石則有助於回顧過去。兩者都可以用來作為改進當前生命經驗的參考，讓使用者獲得最高福祉。

　　拉長石（LABRADORITE）的能量特性是：帶來新的可能性。晶體帶有彩虹光，能夠激發人們的想像力，幫助你點燃內在火焰。在新月時分（或打算展開新事業時）使用拉長石，能夠讓你看見你內在最深的熱情和渴望。

　　青金石（LAPIS LAZULI）可以讓佩戴者提升信心和自尊。在古埃及，青金石被認為是女王的力量之石。埃及豔后克麗奧佩托拉（Cleopatra）就獨鍾青金石，並運用其力量來建立自己的王朝：她相信青金石能讓她長生不老，帶給她靈感和勝利。

　　蘇打石（SODALITE，又稱方鈉石）被人稱為「追夢者之石」，據信可以防止噩夢和夜驚症。它能夠有效幫助你釋放對於未知的恐懼，專注於當下。

要使用這些寶石來協助開啟靈視力或開展新事業，你可以在家中某個地方布置一個神聖空間或小聖壇。方法很簡單，只要幾個水晶和深藍色（或靛藍色）蠟燭即可。

在你的聖壇上放置分別代表地水火風元素的四樣物品，就能讓這個神聖空間的能量保持平衡協調，你在其中也會覺得寧靜舒服。一個水杯、鮑魚殼（九孔殼）、或是插有鮮花的花瓶，代表水元素的力量，能夠增強直覺和靈視力（也能增加色彩和美感）。選幾個你喜歡的眉心輪寶石，代表穩定根植大地的土元素。一枝羽毛或一捆藥草束代表風元素。而最能代表火元素的就是蠟燭，可以選用跟你的聖壇用途相搭配的顏色。

把代表四元素的物品都擺設好之後，就可以開始每天的例行練習，在這個空間靜坐幾分鐘，進行簡短的祈禱，並呼請你的指導靈來陪伴你。如果你喜歡，還可以用深藍色桌布（眉心輪的顏色）來美化這個空間，然後將晶石擺成螺旋形狀，象徵直覺能量從最內部中心點逐漸往外投射。

好好享受布置聖壇和神聖空間的這個過程。你也可以放上一些個人的紀念性物品，比如照片，讓整個空間散發你獨有的風格。然後，沉浸在這個空間當中，好好感受當下，不要去想過去或未來。這個神聖空間是你送給你的靈魂的禮物。願它祝福保佑你。

156

"

……*曼德拉草根可以增進你對愛的直覺，**藍睡蓮**則能讓中樞神經系統放鬆，讓你更容易與指導靈連結。*

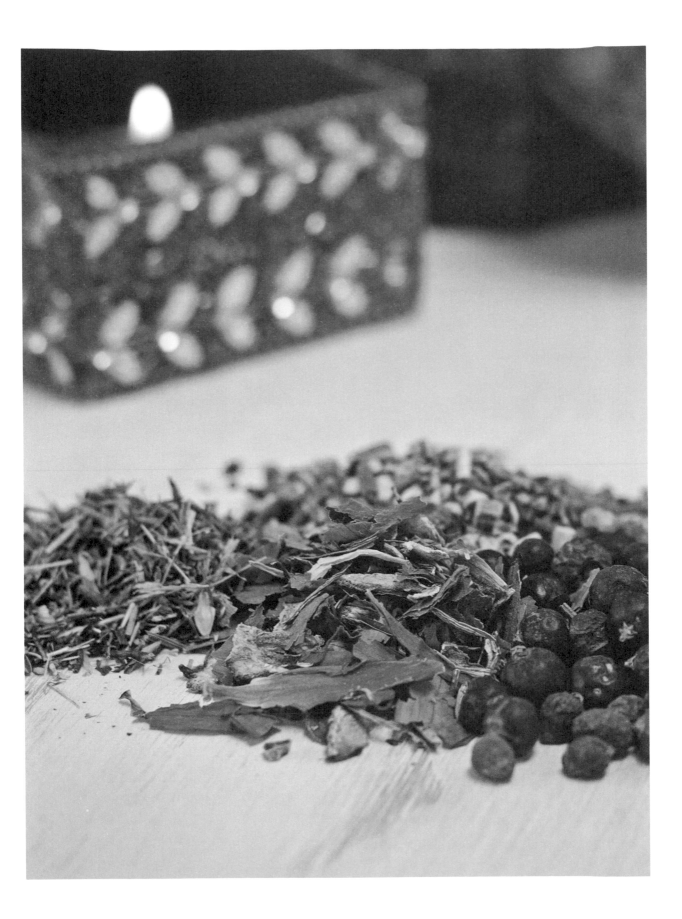

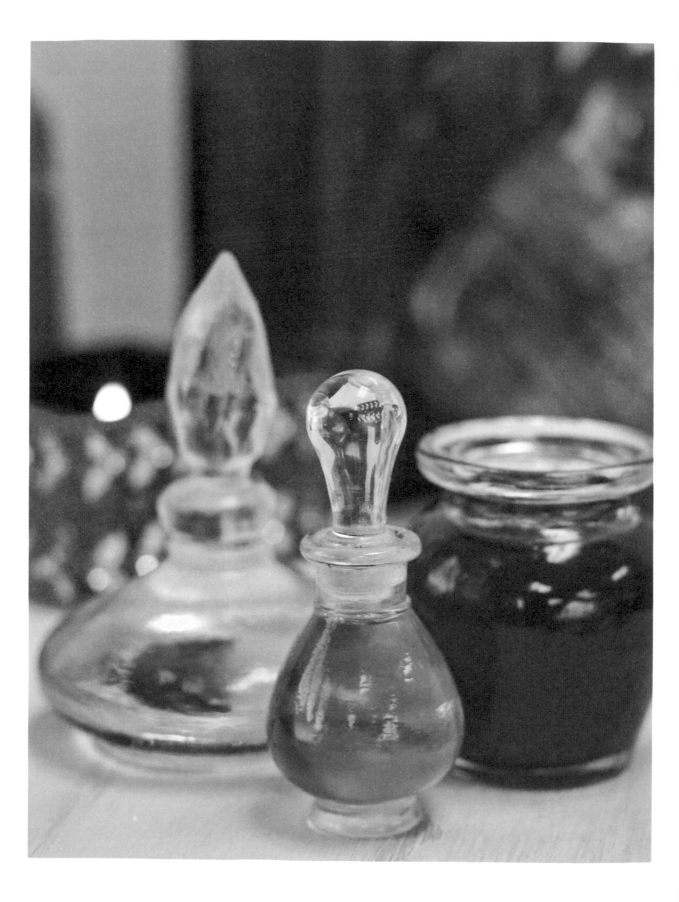

眉心輪的藥草和精油

小米草（Eyebright）能讓人神清氣爽，增強靈視力。杜松（Juniper）具有淨化和保護的功能，能使你免受惡靈侵擾，帶來療癒。艾草（Mugwort）就是大家熟知的「女巫藥草」，具有溫和的鎮靜作用，因此被認為有助於深層冥想和促進預知的靈視能力。罌粟（Poppy）能夠鎮定心神，為慶典儀式工作做準備。曼德拉草根（Mandrake Root）可以增進你對愛的直覺，藍睡蓮（Blue Lotus）則能讓中樞神經系統放鬆，讓你更容易與指導靈連結（藍睡蓮在古埃及是神聖之物，經常作為亡者的陪葬品，保佑亡魂能夠平安轉生到下一世，靈魂能夠得到最終安息）。

絲柏（Cypress）在很多文化中被認為是引渡亡魂的一種樹木，而在古希臘，著名的德爾菲神諭（Oracle at Delphi）所在地的外圍就種了一圈絲柏樹，因此被希臘人稱之為智慧與直覺之樹。紅沒藥（Opoponax）是一種古老樹脂，具有保護作用，而且能夠帶來改變，有助於淨化和清除黏滯的能量。蒟藤／檳榔葉（Betel Leaf）作為一種神聖植物已有悠久歷史，一直以來都被用於祈禱儀式中，人們會直接燃燒檳榔葉或做成精油薰香來提高能量頻率，達到平靜、療癒、發展直觀能力的效果。

以上這些藥草的使用方式非常多，主要用於提振心情、增強通靈覺知力。艾草和藍睡蓮混合後沖泡作為茶飲，有助安撫神經，敞開思路迎接新的可能性。你也可以在房子四周掛上杜松小樹枝作為裝飾，尤其是在假期期間，有助於提升靈性和能量層次。

用杜松做成花環掛在門口，可以避邪。焚燒紅沒藥樹脂，可以打開神聖空間，創造一個適合靈性工作和占卜的環境。你也可以參考第 161 頁的配方，將眉心輪對應的藥草與寶石結合，製作出功能強大的「神諭複方精油」。每次你幫客戶或自己進行占卜時，就把這精油拿出來用，有助於打開你的「第三隻眼」，啟動你的直覺天賦。

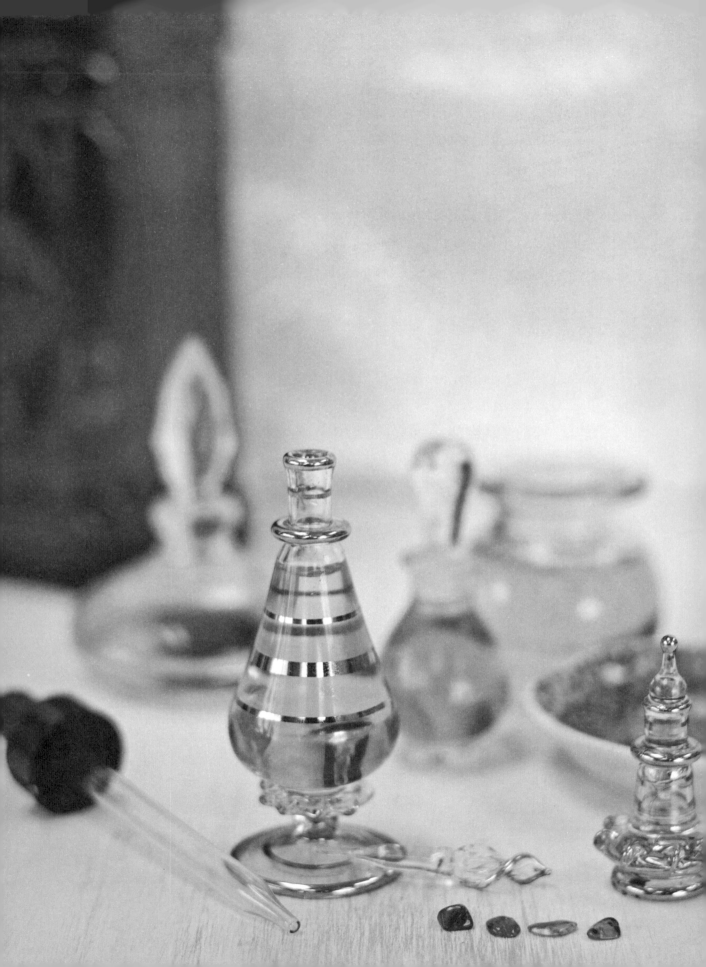

神諭複方精油

材料配方

- 絲柏精油 10 滴
- 藍睡蓮精油 10 滴
- 紅沒藥精油 5 滴
- 杜松精油 5 滴
- 荷荷芭基底油 2 盎司
- 小碎石 4 片：青金石、丹泉石、藍色東菱石、蘇打石各 1 片

將以上精油調和在一起，每加入一種都同時默默送祝福給它們。然後把混合好的精油裝入香水瓶中，再用荷荷芭油把瓶子加到滿，最後放入小碎石。輕輕搖晃瓶身，使其充分混合。為這瓶複方精油設定使用用途（意圖），每次使用這瓶複方精油時，都設定好你的意圖，可幫助增強你的直覺力，讓你清楚地看到自己或客戶的真正需求。阿門，感謝，一切如是。

眉心輪的塔羅牌、
盧恩符文、及行星

大阿爾克那：女祭司

女祭司是奧祕與智慧的象徵人物，與眉心輪相對應。在塔羅大阿爾克那牌中，她代表高階學習以及不同傳統的融合，為魔法神蹟帶來全方位的觀看視野。她尊崇聖典，並主張學習過去經驗，來作為對於當前情勢的判斷依據。因此，她邀請你精進自我教育，以提升你對古代觀念及文明（包括傳統和神聖儀式）的理解。她希望你思考這個問題：你該如何深化你的智慧，好讓自己與祖先文明傳承建立連結？

女祭司代表著你與過去、現在和未來連結的最強大管道。你可以發出請求，請她協助你接通你的祖先的廣大智慧：「今天，我需要去了解什麼樣的未知智慧？我又該如何將這個智慧融入我生命深處？」

盧恩符文：拉古茲

拉古茲（Laguz）代表對於看不見之事物的通靈能力，因此也是代表直覺的主要符文。拉古茲的意思是「湖泊」，因此代表透過水元素來傳遞生命智慧。水也是代表繁榮與富裕的元素，因此，這個符文也象徵個人即將踏上繁榮之路。經常使用拉古茲這個符文，你會發現，真理慢慢向你顯露，當你準備好接受它，你內在最深的智慧就會被喚醒。請呼喚它的能量來幫助你挖掘更深層的智慧。並且相信，以這種方式來探索你靈魂的神聖洞穴是安全的。

行星：月亮

月亮是掌管直覺的行星，這一點都不讓人訝異；在很多方面，月亮都控制著我們的循環週期以及我們與奇蹟魔法的聯繫。在新月時刻，你可以試著向它尋求智慧，來開展新事業、新起點、以及新的可能性；滿月時，對於它在上一個週期幫你實現的願望表達你的感謝和祝福。這兩個時間點，都是你和你的直覺與內在智慧連結的好時機。

眉心輪的原型

講到直覺，經常會讓人聯想到「預言」（oracle）這個字詞。 從歷史來說，oracles（神諭家）是指具有預知能力的人物，能夠在事件發生之前預先看見，並根據所看見的畫面給出指引或建議。因此，「**神諭家**」這個原型代表的就是你自身具有通靈能力的那一面，能夠預知事件並且有能力接通外部高我的智慧。就像古希臘的睿智先知一樣，你內在的神諭家就是智慧和真理的召喚者，具有敏銳預知預見未來的能力，也對過去發生之事有清晰的洞察。神諭家無所不知、無所不見，而且能化現萬物。她是智慧和洞見的敞開管道，超越人類意識所能理解的層次。

眉心輪梵咒

Wah yantee（譯音：瓦 - 揚帝），這句梵咒的大概意思是「無窮的智慧」，當你想要連結你最內在的真知時，可以使用這句梵咒。無窮智慧無始亦無終；它如是存在，自古皆然。當你以這種方式去連結宇宙智慧，你就能夠放下焦慮、壓力、以及恐懼，因為在宇宙廣大智慧當中蘊藏著寧靜、和諧、啟蒙與連結的能量。當你感到焦慮或恐懼，請唱誦這句梵咒，因為你之所以感到焦慮恐懼，是因為你與自己的直覺失去連結所致。當你回到內在最深的智慧時，你便會明白，愛以各種方式圍繞在你身邊。你正走在美麗的道路上。

冥想練習：
活化眉心輪

要順利使用脈輪能量，脈輪的活化乃是關鍵。現在，你將藉由你的直覺或內在知曉，開始來活化（也就是允許）你的靈視之眼，以接收和傳遞它的智慧。你的直覺是你這輩子的盟友，與你共同走在人類的漫長道路上，作為你的嚮導，同時也是你智慧、實相以及靈感的來源。每一個人類天生就對它擁有一份信心，但隨著時間流逝，很多人被教導只能相信現實、科學以及眼見為憑的東西。諷刺的是，很多人都是過了大半輩子，才努力想要回到小孩子才擁有的天真無邪與開放狀態。

當你的直覺力愈來愈被開發，你的童真自我也會愈來愈擴大，能夠成為佛教徒所說的「初心者」，或是擁有一顆敞開的心，去面對生命的一切際遇。你內在的批評與懷疑（大人才會有的聲音）會受到抑制，你的內在小孩與內在神諭家會被允許從一個充滿信任、充滿覺知的地方開始發出聲音說話。以下，就讓這個冥想來引導你。

1／閉上雙眼，想像你是一個小孩子，那時的你，非常能夠接受新的想法，擁抱自由思想，擁有無限可能。當你回到那個充滿信任與理解的地方，你感覺到自己有一

種天生的好奇，而且被一種溫暖的安心感所圍繞。當你回到童真，你發現了什麼真理呢？現在，你如何召回那個真理來幫助你信賴宇宙是一個安全的地方，然後迎接你的成年靈魂回家？

2／現在，觀想從你的雙眉之間放出一道深藍色（近乎紫色）的光。這是代表你直覺的「深藍之光」。將那束光向外發送到宇宙，並設定你的意圖，讓它可以沿途收集你現在需要獲取的一切智慧、洞見或資訊，得到這些智慧或資訊，你就能夠與你的靈魂道路和諧共振。感受那道深藍脈衝光束穿過地球大氣層，散播到更遠的地

方，沿途收集著訊息和密碼——它們是能量的「鑰匙」，能夠開啟健康、幸福、和平或繁榮——供你在現世生活中使用。

3／請你的這道光束僅收集目前對你有益處的訊息就好（之後，如果你願意，可以發送另一束光束，要求較為長期的指引，或是針對特定問題給予你指引）。大聲說：「深藍之光，請只收集我目前需要的智慧，來服務我自己和周圍人們的最高福祉。阿門，感謝，一切如是。」

4／觀想，這道深藍光束返回到你的雙眉之間，帶回給你此時此刻你需要了解的所有資訊。請完全接收下來，然後送給它祝福，並感謝這份充滿智慧的禮物。

但願你獲得的訊息能夠庇佑你，願你收到的密碼能對你有幫助。阿門，感謝，一切如是。我們繼續前進。

167

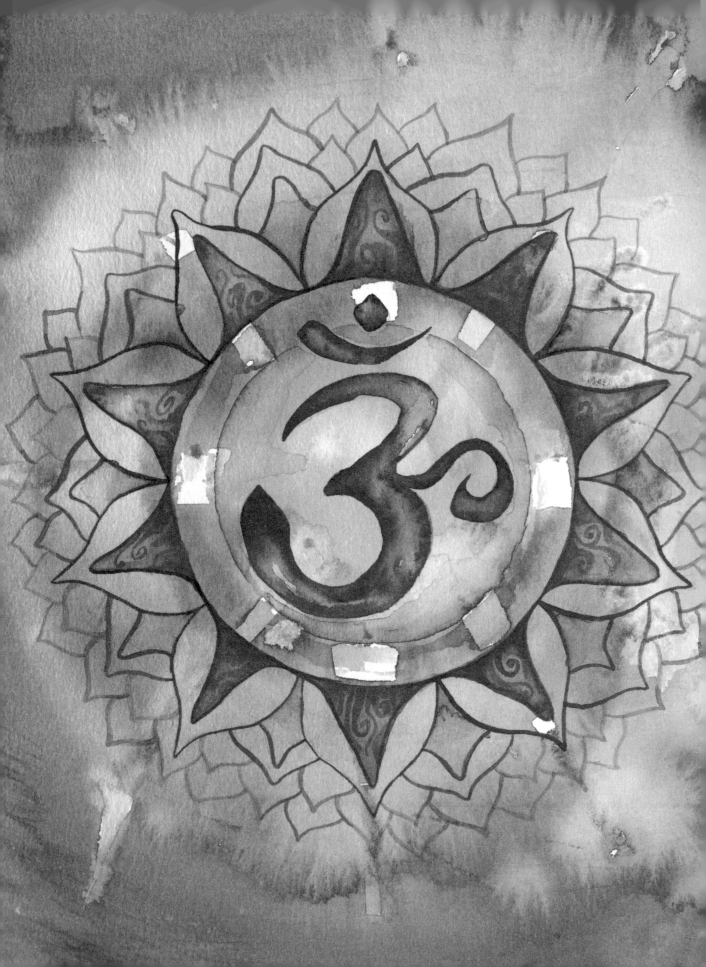

Ch

8

頂輪
Crown Chakra—
薩訶斯羅羅 *Sahasrara*

頂輪是你與神的神聖連結點，它就位於你的頭部頂端，明亮的紫羅蘭色圓盤散發出慈悲和保護的光，也就是我們所稱的「紫色之光」。頂輪敞開而且運作良好，你會清楚覺知到自己與上帝／本源／造物者的能量緊密連結。頂輪如果阻塞或是不活躍，你會覺得與神失去聯繫，對於你與上帝／本源／造物者的關係感到懷疑不安。

雖然大多數具有他心通和通靈能力的人，只要透過一些修練（像是日常冥想、唱誦梵咒），他們的頂輪就很容易保持敞開、清晰，但其他有很多人仍是沒辦法跟神有所連結。畢竟，要人們為了連結更高力量而去打破日常生活的固定習慣，是很困難的。不過，我們本來就是擁有人類色身經驗的靈性存有，因此我們內在靈魂的一部分永遠都對回到源頭有一份渴望。

回應你的靈魂召喚，是非常有力量的。當你允許自己的靈魂更加開展，你也會允許整個星球的集體進化。你是整個能量場矩陣中的一分子。你的言語、行為、想法和決定都會對你身邊的每一個人帶來影響。頂輪——你的能量庇護所——就是我們對於這種人我連結的感知中心。當我們在自己的靈性道路上迷失時，我們可以回到這個地方，憶起自己是誰。在頂輪這個能量中心，你會發現，生命不該只是無止境的困頓掙扎，而應該輕鬆自由、順暢自在。這兩種心情，你都會在這裡找到，它們早就在這裡等你。

冥想練習：
感應你的頂輪

頂輪（The Crown Chakra），字面上的意思就是「皇冠脈輪」，而它實際上就是你頭頂上的那頂神聖智慧皇冠，能夠與神聖存有接觸連結。在這裡，你可以與第一層指導靈以及天使存有們一起工作，因為他們就是現實界域與靈性界域之間的媒介。當你想要啟動和接通他們的智慧時，你可以用以下這個冥想來作為指引，探索頂輪帶來的禮物。

1／觀想頂輪是由紫水晶和紫色玫瑰編織成的皇冠，從它內部發射出一道紫色之光。觀想這道光在你的頭頂閃閃發亮，溫柔地棲息在那裡。由於你讓自己接收這個能量中心散發出的能量，存在於這道光中，你因此成為祥和與靈性覺知的榜樣。在頂輪，我們學習「允許和成為」之藥石。

2／頂輪也是肉體和精神療癒的強大據點。雖然心輪是愛與慈悲的中心，但你會在頂輪中體驗到無條件的愛，因為在這裡，你被完全接納、理解、看見。在這裡，你會受到尊崇，你是萬物眾生的孩子。在這裡，你會在靈魂層次被引導、被愛、被看見、被認可。當頂輪被打開，你的頭頂可能會有發麻或振動感，也可能會覺得有點頭暈。這些都是自然正常的反應。

3／要體驗頂輪的神奇力量，你必須承認，在這個能量中心的最深處，你擁有絕對的主權。在這裡，你就是真正的女王或女神、國王或男神。當你允許自己去感受這份主權（也就是你真實不可抹滅的力量和神聖權威），你會出現什麼感受？在身體上，當你連接這份內在力量時，你可能會感覺頭暈、好像飄浮在半空中，或是手腳發麻，因為這是你體內其他多餘能量被排出的地方。這些都是正常反應。

4／當你相信自己就是注定要來到這世上、生活在你當下所在的地方，這一刻，你將經驗到一種稀有平靜。這個平靜，是來自你內心了然明白，你只需要單純活在當下、如實展現你現在所是，你就能改變這個世界。在頂輪，你會受到邀請，從過去對你帶來限制的舊有模式中，去探索和

釐清你對自己和生命的看法。你會在這裡與自己的靈魂會面，找到自己的力量。當你準備好接受這份自由時，請將你的手臂從身體兩側往外伸展，允許自己去感受能量從海底輪到頂輪的流動，從腳到頭頂上方，從身體左側到右側，從你的左手指尖到右手指尖。

5／當你感覺到能量湧上（有點溫暖、有點刺痛、發寒、或是輕微頭暈），請將兩隻手臂放鬆，把注意力轉移到頭頂上。觀想，有一圈光環圍繞著你的頭部，那是代表實相與智慧的光，從現在起，時時刻刻圍繞著你。請向這份神聖連結表達感謝，然後用這句萬用祝福來結束這個感應冥想：阿門，感謝，一切如是。

頂輪的問題反思

頂輪是你的精神力量、靈性主權，以及你與上帝／本源／造物者能量連結的所在，當你在思考頂輪的意義時，可以運用一些工具來作為協助。你可以選擇紫色或深紫色蠟燭，還有薰衣草或紫羅蘭精油擴香——因為它們的頻率都與頂輪相共振。你也可以尋求方柱石（Scapolite）這位能量強大的晶石盟友的協助，因為它是代表成功與智慧融合的礦石，可以在你反思頂輪智慧時，給予你很大的幫助。思考以下這些問題時，請召喚你的指導靈來協助你、給你靈感：

1／你目前最喜歡用什麼方式與上帝／資源／造物者的能量連結？當你想跟神性智慧有更多的連結時，你會做什麼事？去哪些地方？有沒有一個人或地方可以讓你立即與你的神性感受連結？音樂是不是可以幫助你連結得更深？

2／當你的頂輪敞開、清晰而且活躍時，你很自然就會尊重自己。現在你會如何描述你的自我尊重程度？你生命中哪個部分讓你覺得應該要更加尊重自己，或是希望別人更尊重你？請記住，你是神性之子。這個概念對你的意義是什麼？

3／頂輪也是信念的居所。你生命中有什麼地方可以讓你實踐深層的信念？你的信念在什麼地方曾經受到考驗？當你失去信念，你如何恢復？

在你準備結束反思書寫之前，請向你的指導靈和高我致上謝意，因為他們在你書寫的過程中一直陪在你身邊，然後將蠟燭吹熄。把你的寶石和其他書寫工具收存在一個固定地方，便於你下次進行更深入的反思時使用。

頂輪的相關對應

女神

夏克提、觀音

寶石

紫水晶、極光23、紫龍晶、
紫鋰雲母、紫螢石、方柱石、
透石膏、碳鎂鉻石、舒俱徠石、超級7

塔羅牌

大阿爾克那：隱士

盧恩符文

溫究（WUNJO）

精油／藥草

素馨花（雞蛋花）、雷公根、薰衣草、
祕魯聖木、粉紅蓮花、穗甘松、
聖約翰草

行星

木星

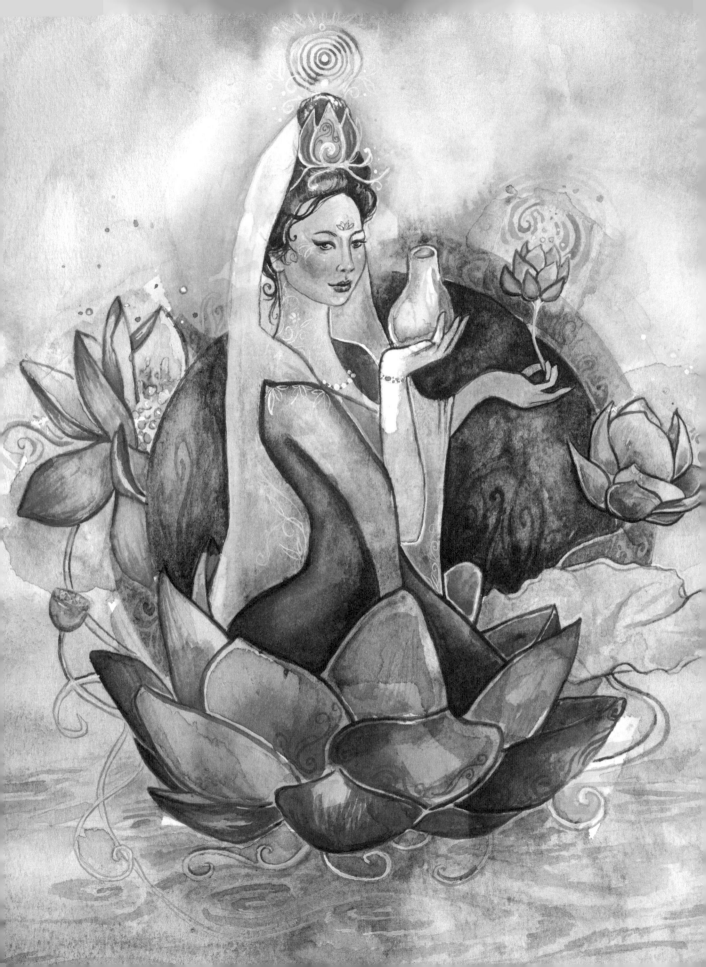

頂輪女神

夏克提（Shakti）*是頂輪的主要女神，但她並不是唯一的一個。在希臘萬神殿中，厄瑞涅（Irene）是至高無上的和平女神：當你感到焦慮或恐懼，你可以呼請她來協助你提升你的信心，幫助你平靜。不過，夏克提體現了萬神殿中每一位女神所有的特徵。在很多方面，她都可以說是本書所提及的眾女神當中力量最強大的一位。每一位女神的能量也都是她的能量，所有的靈修傳統都是她所管轄的領域。因此，她的能量反映出這個脈輪的包容性能量。*

頂輪是靈性能量在你肉體上的最後一個錨定點；離開頂輪之後，你的能量就不在你身體範圍內了。夏克提確保你的能量可以從眉心輪通過頂輪流向靈魂之星脈輪。她會過濾掉所有對你沒有用的能量，迎接平和、寧靜和具有創造靈感的新能量。當你迷路，夏克提會引導你回家。

就像頂輪本身一樣，夏克提呼喚的是更高層次的覺知意識。作為肉體與靈性之間的橋梁，頂輪能協助你在人性和靈性需求之間保持平衡。請召喚夏克提女神來支援你，在你生命的每一個面向都能與神聖女性能量重新建立連結。這意味著，你必須重新拿回你的靈性主權，同時也要拿回你在性愛、創造力、情感、以及智性方面的主權。畢竟，心智和大腦也是由頂輪所掌管，你擁有什麼樣的思想，你就會成為什麼樣的人。在你追求完滿自我的道路

上，請讓夏克提女神成為你的指引。

觀音是頂輪的次要女神，但很可能其重要性還勝過夏克提，因為觀音是慈悲的化身。她是一位菩薩，也是開悟者，是中國傳統的神聖大悲女神。觀音用水來庇佑和淨化眾生，因此她的形象經常是右手拿著淨瓶，往下灑出療癒的淨水。左手拿著柳枝，也是代表她擁有醫治力量的另一個重要象徵，柳枝的作用就是導引療癒能量。你可以在你的聖壇上放一杯水，代表觀音的慈悲與溫柔，再放一條柳枝，代表將療癒能量導引到你最需要的地方。柳枝也代表我們人類有能力成長、進化，能夠變成像觀音大士這樣的開悟揚升者。

夏克提和觀音都是世人所普遍公認具有創造力與慈悲心的人物，兩者都代表了神聖女性之愛的最強大面向。

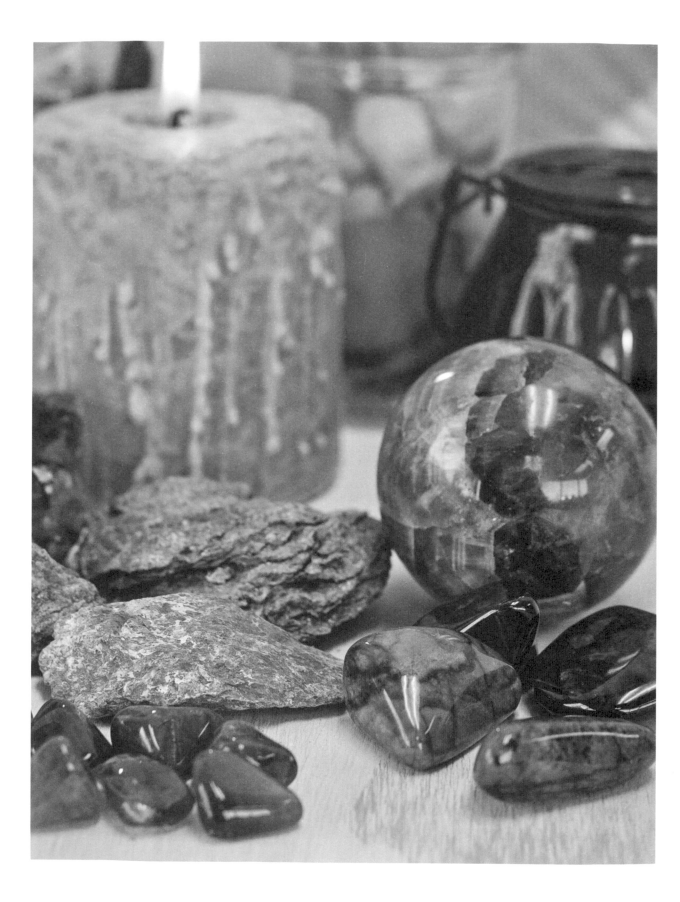

頂輪的寶石、
精油、及藥草

頂輪寶石

紫水晶（AMETHYST）是頂輪寶石中最普遍為人所接受的一種，理由是：它能夠淨化、排毒，並為佩戴者帶來健康與平安。

極光 23（AURALITE 23）和**超級 7（SUPER 7）**是頂輪寶石中的主要療癒石，可有效減少發炎症狀，幫助身體自我修復，讓你的身體免受情緒和物理上的傷害。

紫鋰雲母（LEPIDOLITE）是碳化的鋰，因此能夠讓人非常平靜放鬆。它能夠鬆弛中樞神經柱，讓大量順暢的溫和能量流過你身體所有的能量中心。

紫螢石（PURPLE FLUORITE）能淨化你的修行或靈修之道，吸引新的機會和方法來實現你的目的。

方柱石（SCAPOLITE）是代表成功的寶石，可幫助你整理思緒、提高明晰度。

透石膏（SELENITE）帶有強大的平靜振動能量。它能淨化人、地、物的能量，但是它本身不太需要做淨化。因此，它是功能極為強大的一種儀式工具，可用來布置神聖空間，進行祭典儀式。

碳鎂鉻石（STITCHTITE）能夠協助建立（和維護）人際關係中的個人界限；**紫龍晶（CHAROITE）**又稱「勇士之石」，能為佩戴者帶來勇氣。

舒俱徠石（SUGILITE）是身體的清潔劑和排毒劑，能提升個人振動頻率，抵抗任何一種類型的疾病。

使用頂輪寶石來進行療癒，可以考慮一種稱為「寶石皇冠」（The Crown of Gems）的身體網格化形式。身體網格化（Body gridding）是指在身體部位上或身體附近擺出寶石水晶陣，利用水晶礦石的能量來平衡調校人體能量。例如，假使你身體有地方不舒服，可以在該部位上或該部位附近放置療癒寶石。

將頂輪寶石擺放你的頭部或頂輪的周圍，就可以提升這個能量中心的能量頻率，增進精神健康。方法如下：

1／以舒服的姿勢躺下來（最好不要使用枕頭），在頭頂上方附近擺放五到十顆你喜歡的頂輪寶石。從左往右擺放，從左耳附近位置開始，將晶石放在頭頂上方，一顆一顆依序擺放，到右耳附近位置。（你可以憑自己的直覺來決定，這五到十顆寶石全部都是同一種，或是相似的寶石，或是每一顆都不相同。）

2／接下來，觀想從你頭頂放射出具有保護作用、充滿寧靜氛圍的「紫色之光」，將所有寶石連在一起，形成一組療癒的紫光。感覺這道光的能量愈來愈強，圍繞著你整個頭部，將它沐浴在神聖光暈之中。接收這道光的祝福，然後保持這個姿勢不動，憑你的直覺來決定要維持多久。。

3／完成之後，張開眼睛，坐起來，慢慢把注意力帶回到當下。

> **粉紅蓮花** 被認為是最頂級的蓮花，
> 能夠帶來轉化和開悟啟蒙。

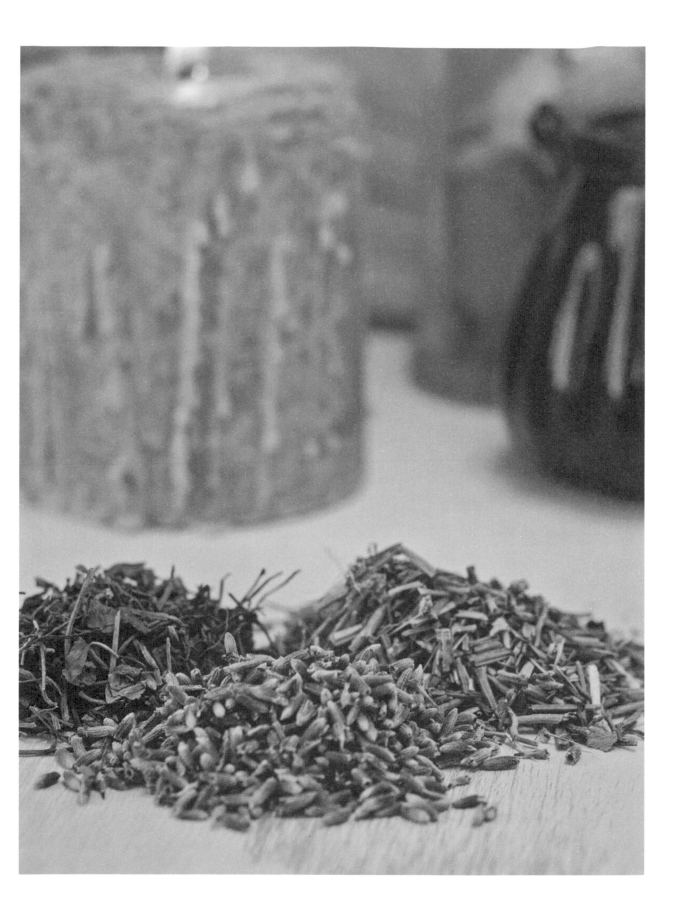

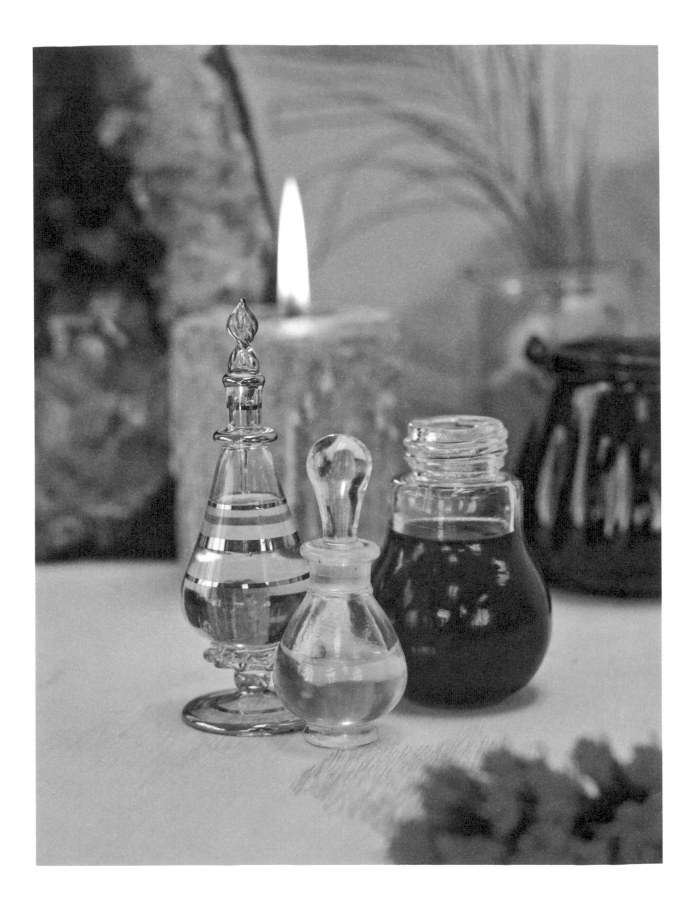

頂輪的藥草和精油

雷公根（Gotu Kola）能夠打開心智意識、擴展覺知，深化你的感應天賦能力。薩滿以及很多文化當中的傳統療法醫者，都會用雷公根來作為重大儀式前的引導茶或藥酒。薰衣草（Lavender）能帶給人寧靜與平和的感覺，用它來泡茶喝、或是製成甜點食用，會讓人升起非常幸福的感受。 粉紅蓮花（Pink Lotus）被認為是最頂級的蓮花，能夠帶來轉化和開悟啟蒙。長久以來，聖約翰草（St.-John's Wort）一直被認為是一種可以治療抑鬱症和焦慮症的藥方。

祕魯聖木（Palo Santo）的煙霧和精油具有抗細菌及抗微生物的特性，是抵抗感冒風邪、流感、或任何類型疾病的理想工具。穗甘松（Spikenard）是頂輪藥草與精油的主力軍，因為它擁有各種治療功效：能夠抗細菌、抗微生物、抗真菌以及抗衰老。穗甘松還能鎮靜中樞神經系統，平衡九大脈輪，平衡荷爾蒙。素馨花（Frangipani），俗稱雞蛋花，是一種來自南太平洋、具有濃郁香氣的神奇花朵，在任何熱帶環境中都能生長得很好。這種花很受大眾喜愛，能讓人時刻刻感受到愛的氣氛。

所有頂輪藥草和精油都具有緩解焦慮或抑鬱的功效，因為每一種藥草和精油均具有放鬆與舒緩的特性，非常適合為過度活躍或焦慮的心帶來平靜。你可以參考第 183 頁的配方，幫自己製作一瓶「安定心神噴霧」，用它來噴灑你的住家空間或四周，或是當作淡香水來使用。在瓶中添加紫水晶或紫鋰雲母寶石，還能為這個神祕複方增添額外的神奇安神效果！

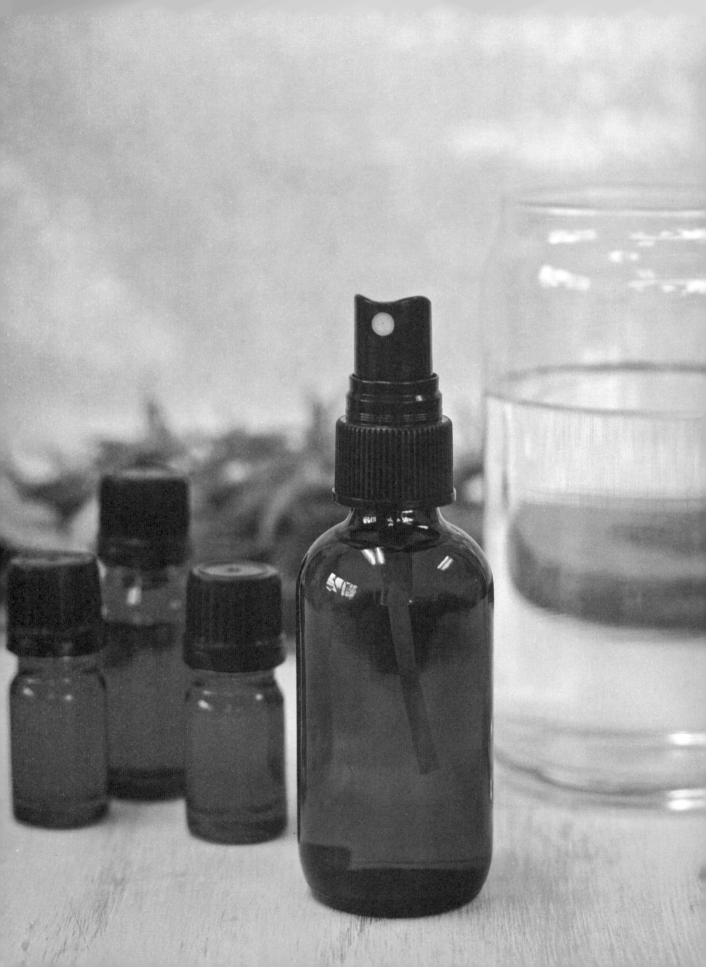

安定心神噴霧

材料配方

· 薰衣草精油 4 滴
· 聖約翰草精油 6 滴
· 穗甘松精油 2 滴
· 薰衣草水溶膠或蒸餾水4盎司
　（113克）
· 紫鋰雲母或紫水晶碎石1至 2 顆

首先，將所有配方精油混合在一起。在加入每一種精油時，可以一一冥想它們的特性。接下來，將純露或蒸餾水倒入深褐色或深藍色玻璃瓶中。（選擇有塑膠滴管或噴霧帽的瓶子都可以，不過，這個配方更適合用作噴霧。）然後將精油加到這瓶純露中。對每一種精油的藥效表達感謝，讚美每一種植物精靈提供給你的禮物。最後加入一、兩顆小碎石，輕輕搖晃瓶身，將精油與寶石混合均勻。把這瓶噴霧放在床邊，或是你打坐冥想的空間，或是任何場所，你都可以用它來提升正念、安定心神。阿門，感謝，一切如是。

頂輪的塔羅牌、盧恩符文、及行星

大阿爾克那：隱士

隱士可能是塔羅大阿爾克那牌中最強大的人物，並非因為他擁有直接的權力或影響力，正好相反，他擁有的是間接的權柄。他的力量在於他手上提著的那盞燈籠，代表他在時而幽暗的世界中有能力為光明與美好鋪設道路。頂輪代表了在幽暗之處保有光明的這種勇氣與努力，因此，隱士便成為每日都在執行這項神聖工作的神使們用來自我驗證和自我激勵的標竿人物。要當一名先驅並不容易，但那就是領導者要走的路，而頂輪，從很多方面來說，都是我們能量系統的領導者。這是我們與神性連結的起點。頂輪之上，就是隱士神聖燈籠的光芒。

要連結隱士的智慧，你可以問問自己，現在生活中的光明來源是什麼。你的光明源自何處？你能照亮世界的哪些場域？誰依靠你作為他們光明和智慧的來源？你又是依靠誰來獲得光明、支持和方向？

盧恩符文：溫究

溫究（Wunjo）這個符文能帶來幸福與和諧，這正是頂輪帶來的兩項祝福。溫究代表了凡常塵世與精神世界的結合，也代表相對抗或競爭的兩方之間的平衡點。你可以很屬靈，也同時根植凡塵大地；可以既保持真實，同時與人和諧相處。溫究提醒你，這廣闊宇宙中存在著灰色地帶，非黑即白的二元對立思維會限制了個人的成長發展。要在生活中激發自己的溫究智慧，你可以問自己，生命中有哪些地方需要更健康、更和諧？（或許對你來說，去看看有哪些地方不和諧，會比較容易些；那就不妨從那些地方開始。）讓自己無所掩飾、帶著愛去回答這個問題，然後好好去發掘，還有什麼樣不同的存在方式。

行星：木星

木星是我們太陽系中體積最大的行星，它也攜帶著強大的能量。木星代表著擴展、成長、無限可能性、豐富性，以及對更高層次力量的信任。木星與北歐神話中的索爾以及希臘萬神殿的宙斯，都分別有關聯。木星掌管射手座，而射手是透過信仰與自由聯繫在一起的太陽星座。射手座的人生課題，正好與木星的意義相呼應，那就是：要相信有一股比你更強大的力量，在關切著你的利益、把你放在心上。儘管很多人很害怕組織宗教的束縛和教條，但靈修的真正目的是去擴大和提升生命經驗，增強個人與創造本源的合一感，與萬物眾生保持連結。如果沒有那份連結，人就很容易失去信心。如果頂輪是一份神聖邀請，希望你找回這份信心，和宇宙萬物和諧共振，那麼，木星就是為它傳遞訊息的使者。

頂輪的原型

*我們可以透過兩個主要原型來了解頂輪，那就是：**通靈者**（The Channel）與共感者（The Empath）。通靈者是你通往內在神聖智慧的入口；它也是你體現本源能量的最高表現。如果「通靈者」原型被活化，你會感覺自己好像站在一個寬敞無礙的空間，可輕鬆接通智慧、洞見、以及訊息。你很容易就能接通、理解，以及解釋關於自己以及周遭環境的一切知識，完全不會覺得神祕或受到限制。你知道，通靈者始終都是你隨時可以取用的能量資源。如果你希望擁有更多的明晰和智慧，你只需要召喚這個原型，請它向你揭露，與本源能量接通是什麼感覺、是什麼樣子。只要發出請求，你就能進到這個新的境地，感受那份無拘無束接通所需訊息的自由感。*

另一個原型是「共感者」。這個原型的名稱 The Empath 是來自希臘語的「同理心」（empatheia）或「共感狀態」，而古希臘語的字根 pathos，意思就是「感覺」。共感者原型是療癒的原型，不過，如果發展得太過極端，它可能會變成「相互依賴」原型：共感者對於周遭環境的感受力很強，但也要很小心，不要將自己的經驗與對方的生命經驗糾纏在一起。通靈者與共感者這兩個原型，應該謹慎運用他們的天賦，對他們的能量環境隨時保持正念關注。為你的能量場築起屏障、用泡泡把自己包裹起來，這兩個方法對於這兩個原型非常有幫助。請參閱第 187 頁和第 189 頁的泡泡冥想和拉鍊冥想。

頂輪梵咒

Om Namah Shivaya（譯音：唵-南摩-濕婆耶），
這句梵咒的字面意思是：「我頂禮濕婆神」，這跟它的
隱喻意義完全不同，它的隱喻非常強大，你幾乎找不到
任何字眼可以來描述它。人們相信，神的名字本身就攜
帶著這位神祇的能量和精髓，而濕婆神當然是歷史上所
有文明中最強大的神祇之一。濕婆是印度傳統的三相神
（Great Trinity）之一，既是創造者，也是毀滅者。
因此，當你想要把你說出的願望化為有形，你可以向祂
發出祈請，然後用 *Om Namah Shivaya* 這句梵咒把你
的意圖密封起來。這樣一來，你的意圖就會帶著這個咒
語的加持力，讓你順利排除障礙，順此梵咒的振動而讓
無形意念化為有形。言語的力量非常強大，而濕婆提醒
我們，就在你把話說出口之時，事件也隨時開展成形。
留心你的話語，謹慎使用它們。每一句話都可能是一個
祝福。

冥想練習：
光球泡泡和拉鍊的冥想

如果你感覺自己的能量太過敞開，別人太過容易進入你的能量場，那麼接下來這段冥想練習會對你很有幫助（如果能量場太過敞開，以致發生能量不堪負荷的情形，你的身體和精神狀態會出現疲勞、易怒、混亂、憤怒，對之前曾經給過你啟發的靈修活動也會失去興趣）。以下這段「光球泡泡冥想」，可以讓你學會如何用一個光的泡泡把自己的能量場包起來，在沒有你的允許之下，這些外界力量都無法穿過泡泡，對你產生影響；如果你覺得自己的能量界限受到侵犯，第 189 頁的「拉鍊冥想」也可以讓你學會如何把自己的能量儲備封起來，不受外力干擾。兩種方法可以同時使用，也可以選擇一種你覺得有效的方法來做即可。

光球泡泡冥想

1／全身放鬆，將注意力放在你的呼吸上，它會自然把你帶到當下此刻。接下來，察覺一下你身體覺得舒不舒服。如果不舒服就調整一下姿勢，讓自己可以完全專注於眼前當下。

2／想像在你面前有一個半透明的白金色大泡泡，高度和寬度都比你大一英尺（約30公分）。你看著這顆泡泡輕輕飄浮在半空中，從中心向外閃動著光芒。當你觀想它的時候，你甚至可以感受到它暖暖的溫度。往前踏一步，伸出手，觸摸這顆光球。感受一下，它如何把振動傳回給你，輕鬆且開放地邀請你的觸摸。

3／再往前一步，看著自己踏入這個光球之中。看著這股能量向外打開、把你容納進來，然後又輕輕關上、把它自己密封起來，將你整個人包在這個光球裡面。察覺一下，塵世的煩憂是不是都消失不見了：在這裡你很安全；在這裡你一切安好；在這裡你完整無缺。在這裡，你被指導靈所

擁護，也受到守護天使的照顧。在這裡，你不需要擔心憂慮，因為光球泡泡裡面沒有時間存在。只有當下此刻，它很安全、美好、而且完全向你敞開。請把你對昨天或明天的擔憂都放下，讓你的身體完全放鬆、柔軟下來。重要的是現在、此時此地。你知道一切事物都會在最適當完美的時刻開展。你只需要順其自然、允許它發生。請向這神聖光球泡泡給你的保護表達感謝。

4／準備好之後，就可以隨時回到意識清醒狀態。將你剛才收到的寧靜禮物好好帶在你身邊，然後將它應用在日常生活的應對和行動當中。你現在知道，那份平靜就存在於當下，而且時時刻刻都在，只等待你的認可。

阿門，感謝，一切如是。

拉鍊冥想

1／全身放鬆，全神貫注於當下此刻，把注意力放在你的呼吸和身體的感覺上。想像你身上所有能量中心都是敞開的，從大地之星脈輪到頂輪，每一個能量中心都在振動，而且所代表的每一種能量都與你緊緊相連。在大地之星脈輪，你與祖先以及地下界域中的植物和礦物精靈完全相連結。在海底輪，你的根基與地球本身相聯繫，而且你感覺自己牢牢根植在大地上，對周遭一切都了然覺知，並心懷感激。

2／接下來，允許自己去探索和沉浸於生殖輪的感性與創造力想像中。然後，打開太陽神經叢脈輪，體驗你內在最深層的個人力量。接著，心輪也向你敞開，你整個人充滿愛的能量與溫柔慈悲。接下來，喉輪也打開了，它幫助你認識和體現你最深的真實。然後是眉心輪，從最深的知曉與直覺，以心靈影像對你顯示，你目前需要得到的指引。

3／然後回到頂輪，雙手交叉在你的心室上，感謝大靈讓你與造物本源連結。走完這一輪，你向他們深深致敬，感謝這些能量願意敞開它們自己，任你取用。

4／然後，從大地之星脈輪開始，想像有一條大拉鍊，固定在你所有能量中心的最底部。這條拉鍊可以幫你一次把所有神聖脈輪都關閉和密封起來，除了你自己之外，任何人都無法靠近它們（當你感到恐懼或焦慮，這個練習可以給予你保護）。從大地之星脈輪開始往上拉，經過海底輪、生殖輪、太陽神經叢，接著經過心輪、喉嚨、眉心輪、一直到頂輪。最後，將拉鍊拉到靈魂之星脈輪的頂端。

5／將拉鍊緊緊拉上，感覺它已經完全密封，把你能量場中的所有孔隙或空間都覆蓋住。你知道你在裡面非常安全，沒有你的許可，任何人都無法進入你的能量場。

6／當你想要把脈輪系統解封——如果你想要進行任何形式的能量工作，你一定要先做這個動作，因為能量流對於創造新事物至關重要——請一次打開一個脈輪，一個一個慢慢解封，直到所有脈輪都露出來。就算整個系統都已解封，你依然可以讓這些脈輪都受到保護：要啟動此一層級的保護，你只要觀想，整個脈輪脊柱全都被包在一個愛與和平的神聖白色光球之中。如果你有需要，可以加做這個層級的保護練習。

7／一旦你感受到自己的能量中心已經完全得到保護，你感到很安心，就向你的指導靈致謝，感謝他們來到你身邊，然後請他們離去。你知道，只要你感覺需要多一層能量保護或緩衝，你都可以隨時進行這個冥想。

　　阿門，感謝，一切如是。

冥想練習：活化頂輪

現在，你已經探索掌管權力與和平的頂輪，對於為什麼要跟指導靈溝通連結也有了更深刻的了解。當你意識到自己與神聖本心始終沒有分離，你便開始變得平靜。為了將這個平靜感與神性連結帶入你的日常生活，你需要保持規律的實修，並承諾願意抱持這個明確的目的而生活。在頂輪這個部位，人們可以找到自己這一生看似無法尋得的人生意義，因為它從根本以來一直都在那裡。

1／首先，兩臂向外平伸，盡可能往外張開，然後做一次淨化的深呼吸，把氣吸滿，充塞你整個橫膈膜，讓你的每一個細胞都沐浴著生命力。

2／觀想一道紫色的光束，和平與保護的紫色之光，從你頭部頂端發出明亮閃耀的光芒。你看著這道光在流動，感受這道溫和的光正在祝福著你、以及你的整個金色光明場，那光明向外散播，愈來愈強。

3／現在，想像這道光束慢慢變成一道帶有紫色光的液體噴泉，在你身體前後四周流動、擴散，一直流向大地四方角落，流到無邊無界的地方。你看到你身邊的每一樣東西，一被每一滴光明泉水碰觸到，立刻從內部產生改變，變得閃閃發亮，充滿生命力，充滿靈氣。

4／把這道療癒之光散播出去，到每一個你聽到呼喚的地方，送給需要它的人們或地方。也許是整個地球，從各個國家到各個陸地，都因這道療癒能量而得到療癒。請讓它自由流動，不要對它抱持任何期待，或是希望從它得到任何報償，它一定會迴向到你身上。

5／現在，請把這道愛與和平的光接收下來給你自己。召喚它、讓它流經你全身，從上到下。它似乎非常清楚它該流到哪裡，也知道該如何流過去、如何碰觸你身體每一處需要它祝福的部位。請向它表達你的感謝。

6／請求這道光來照亮你的靈性道路，指引你方向和經驗，讓你可以得到你想擁有的支持與滋養。請求它用光明將你包圍，讓別人可以看見你的存在，然後從現在開始願意跟那道光和諧共振。

　　願這寧靜和旨意永遠照亮你的靈魂。阿門，感謝，一切如是。我們繼續前進。

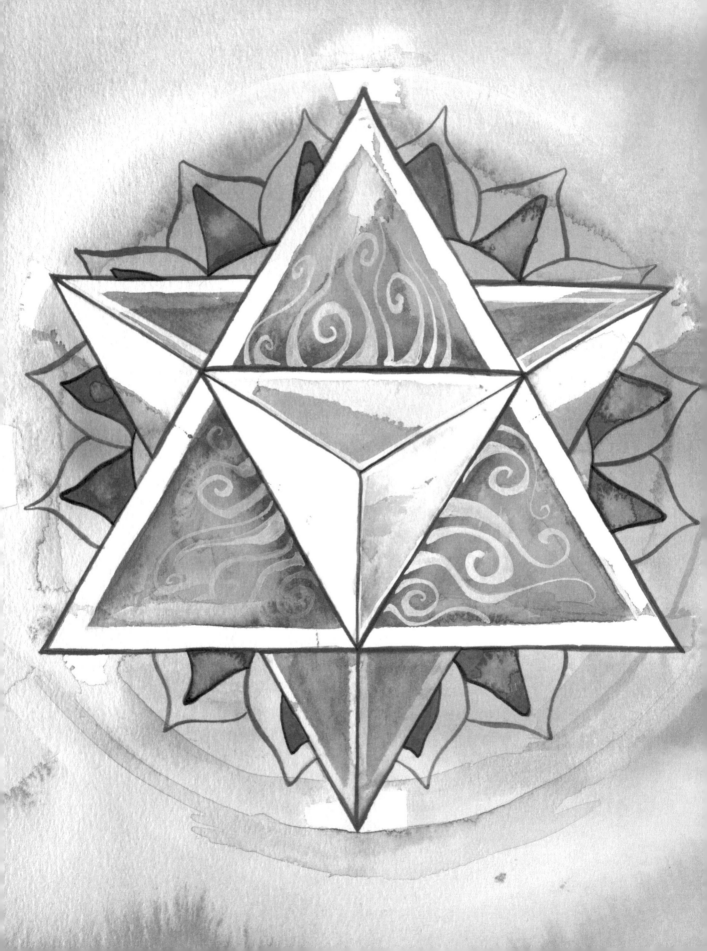

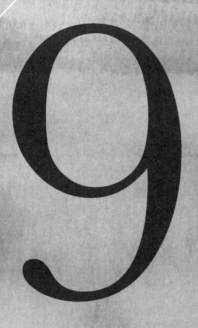

Ch

靈魂之星脈輪
Soul Star Chakra—

修恒羅 *Sutara*

第九個脈輪是我們與宇宙諸恆星的連接點。它是我們通往其他次元的門戶，也是我們在這一世當中追求精神揚升與靈性發展的靠山。對於某些人來說，靈魂之星脈輪的呼喚非常響亮、大聲，無法忽視；對另外一些人來說，這個呼喚卻比較隱微，沒那麼明顯。無論這個脈輪是用什麼方式在對你說話，你都可以從這個靈魂力量的深井中汲取靈感和勇氣。

靈魂之星脈輪位於你頭頂上方約 12 英寸（30 公分）處，是你身體氣場與外部更寬廣能量場的最高接觸點。在梵文中，靈魂之星脈輪叫做「修怛羅」Sutara，意思就是「神聖之星」，正好反映出存在於身體脈輪系統之外的乙太能量的神性本質。如果這個脈輪很敞開，而且能量流動通暢無阻，你會感覺內在非常平靜。你會覺得自己有辦法連通和持守你身體周圍的能量，而且心想事成的能力很強。在靈魂之星脈輪，要去想像一個時間與空間都非線性的高度複雜宇宙，是可以做到的，不僅如此，還能讓過去、現在、未來同步發生。請試著思考：如果你能夠在當下此刻同時經驗過去，就像過去正在當前發生，這對你個人來說意味著什麼？對你來說，如果你能在當下此刻同時經驗未來，這又意謂著什麼？你的生活會因此不同嗎？你會用不同的方式去愛別人嗎？這個智慧會帶給你幫助？還是讓你感到傷心？

一旦你的視野擴大、你的覺知意識敞開，你就很難再回到無知狀態了。靈魂之星脈輪可以提升你的覺知意識，但你能否將它整合起來，明智地使用它來為自己創造最大利益呢？

冥想練習：
感應你的靈魂之星脈輪

如果頂輪是你頭上戴的皇冠，那麼靈魂之星脈輪就是你頭頂上的那圈光環。它是天使護身符、神聖的天堂之光，只為你的靈魂提供純淨的滋養和慈愛的香脂。靈魂之星脈輪提供的藥石是意識的揚升，它要召喚的是你最深處的靈魂。請用以下冥想來導引你的這段旅程。

1／如果你已經準備好要回應靈魂之星脈輪的召喚，請將你的雙臂往上伸、高過你的頭，直直往上伸，指尖朝向天空。現在，想像你的指尖碰觸到一股前所未有的溫暖與溫柔的能量。那種感覺就像你的指尖上放著一朵充滿慈愛的雲。

2／將這個往外輻射的能量拉回自己身上，用你的手輕輕將它握住，讓它停在你的掌心上。想像它是一個發著光的肥皂泡泡，細緻、易破，但卻真實、可感。有人說，靈魂之星裡面藏著一個充滿能量的六角星。抬起頭，凝視這股能量，然後看著這顆星星的光芒向你輻射而來。六道光芒中的每一道，都各自攜帶著一個訊息要給你：第一道光為你帶來愛；第二道光帶來繁榮；第三道光，和平；第四道光，智慧；第五道光，美好；第六道光，自主權。這就是大靈送來的六種禮物。

3／當你聽到守護天使和揚升大師對你說話，請把這些恩賜祝福都收下來。他們是在說：願你懂得慈愛；願你繁榮昌盛；願你寧靜吉祥；願你得著智慧；願你徜徉於美好之中；願你享有自主權。（雖然很多人是用頂輪來接收靈性禮物，但你可能也有注意到，你的心有一個地方還很空曠。無論這些禮物在何處落腳，請保持敞開，接受這些禮物的共振。）

4／感謝這些禮物，然後對自己發願，承擔起它們帶來的責任。因為你是教導者、嚮導、領導者、以及醫者。最後為這個冥想做個總結，問問自己，你該如何進一步將這些禮物帶給世人，帶著你的權柄和崇敬之心，請求你的指導靈給你力量來做這項神聖的工作。阿門，感謝，一切如是。

靈魂之星脈輪的問題反思

自古以來，星星始終都是一種神聖象徵，代表著人類的有形色身與無形精神的聯繫，而靈魂之星（也稱神聖之星）就是人類的本我與星星的本我結合的地方。根據北美原住民族切羅基人的傳說，人類是從昴宿星降生的，昴宿星是存在於某鄰近星系中的第五次元文明。據說，昴宿星人生活在愛與和平之中，沒有衝突競爭。對你來說，生活中沒有衝突或挑戰、只有愛，這意味著什麼？

給自己倒一杯礦泉水，在玻璃杯中放一小塊白水晶來提高頻率，然後把水喝掉。觀想每一個水分子都能療癒你體內的每一個細胞。請接受它的療癒，允許自己去體驗更高頻的狀態，沉浸在純淨之愛的振動中，同時思考以下幾個問題：

1／當你啜飲這杯能量水，你生活中的人事物是不是開始變得清晰起來？在這個純淨神聖慈愛之地，你比以往任何時候都還要看得更清楚。請運用這個清晰度來檢視你的人際關係：你現在有哪些部分可以更愛自己一些？或對他人更有悲憫心一些？

2／擴展覺知意識的意思是，你會對身邊四周存在的精微能量更加覺知。過去你用過哪些方法來統整你愈來愈擴展的覺知意

識？例如，你是否察覺到自己的睡眠模式或月經週期有什麼變化？你是不是更能順應大自然的節奏，或是你對自己的直覺力是不是變得更強？

3／你會用什麼方式來慶祝自身個我與靈魂的進化？你的靈魂正在不斷演進，你離自己的生命目標已經愈來愈近。今天你可以做什麼事情來感謝自己達到這個成就？比如說，你可以在家中或花園裡為自己創造一個意圖空間——在你個人世界的某個角落，你可以收藏擺設一些神聖物件，例如：蠟燭、寶石、精油、貝殼、沙子、乾燥花，或是任何能夠代表你成長的護符。

選一個別具意義的日子（例如重要事件的週年紀念日）來創建這個空間。然後，每天或每個禮拜都來照料這個空間，幫它添加一些物件，或是看看那些物件跟你的相關性如何，再決定是不是要拿掉一些物件。藉由這個慶祝進步的儀式，來督促自己繼續成長。

在你準備結束反思書寫之前，請向你的指導靈和高我致上謝意，因為他們在你書寫的過程中一直陪在你身邊，然後將蠟燭吹熄。把你的寶石和其他書寫工具收存在一個固定地方，便於你下次進行更深入的反思時使用。

靈魂之星脈輪的相關對應

女神

白水牛女神、阿舍拉、聖母瑪利亞

寶石

賽黃晶、鑽石、磷鈹鈣石、赫基蒙鑽石、捷克隕石、彩虹方解石、彩虹月光石、鈣沸石

塔羅牌

大阿爾克那：節制和星星

盧恩符文

戴格茲（DAGAZ）、艾華茲（EIHWAZ）

精油／藥草

大茴香、羅勒、印蒿、欖香脂、梔子花、紅香桃木、晚香玉、白蓮花

行星

月亮南北交點

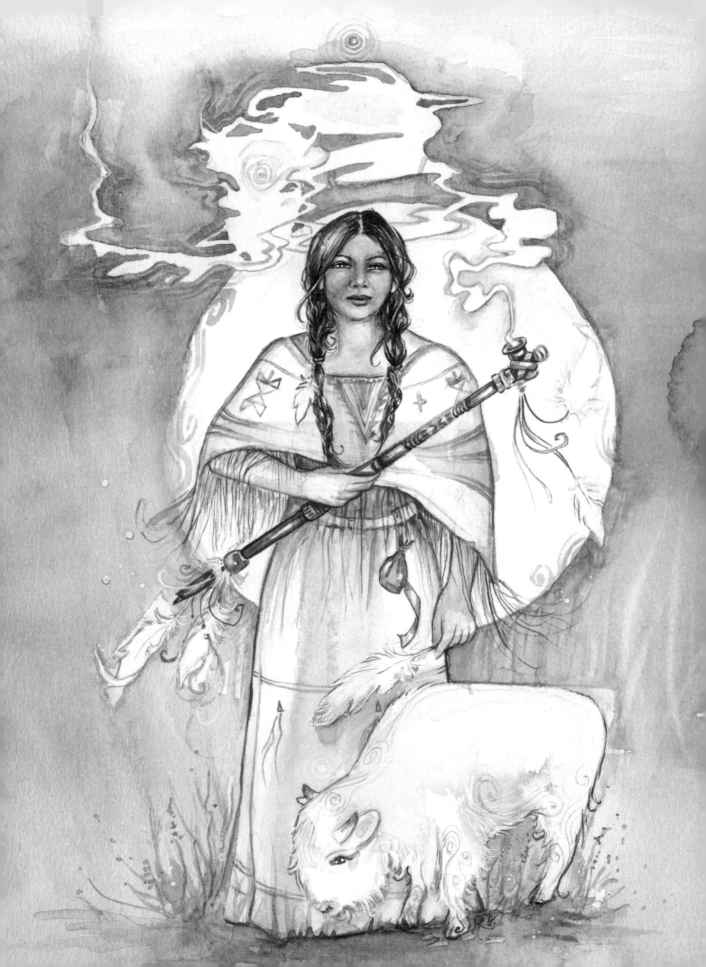

靈魂之星女神

*美國印第安拉科塔族（Lakota）的**白水牛女神**（White Buffalo Calf Woman），是靈魂之星脈輪對應的三位女神之一；閃族（Semitic）和阿卡德族（Akkadian）傳統中的天后**阿舍拉**(Asherah)，以及基督教傳統中的**聖母瑪利亞**（Mother Mary），也與靈魂之星脈輪有關聯。這三位女神都反映了靈魂之星脈輪能量最神聖的示現，也就是某些人所說的基督意識（Christ Consciousness）：在地球上以人類色身形態示現神聖之愛的最純淨本質。這三位靈魂之星脈輪女神全都是教導者角色：她們是佇立於凡人世界與揚升天界之間的揚升大師與光明存有，為了傳遞智慧、慈愛，以及光明。*

白水牛女神是拉科塔族傳說中最具影響力的人物。她的身分相當神祕，曾教導過拉科塔族人如何獲得幸福健康，讓科塔族人部落變得更加繁榮。水牛城（Buffalo）是拉科塔族的聖地，根據傳說，該地有一段時間鬧乾旱和大饑荒，有一天晚上，白水牛女神現身在當地，教導拉科塔族人如何進行神聖祈禱、保護聖地，並向他們保證，如果族人遵照她的方式來做，他們將永遠不再挨餓。從此，拉科塔族便開始大量飼養水牛，也發展出神聖儀式活動，為族人和土地帶來了和平。一直到今天，如果你看到稀有的白水牛（白水牛女神的象徵），那表示你會得到平安庇佑。

若要與這幾位天界皇后、悲憫心、愛、以及儀式連結，你可以觀想自己變成一隻白色鴿子。看著自己輕鬆自在地在天空飛翔。請在這個自在平靜的狀態中，感謝諸位女神為你帶來揚升與基督意識的祝福。

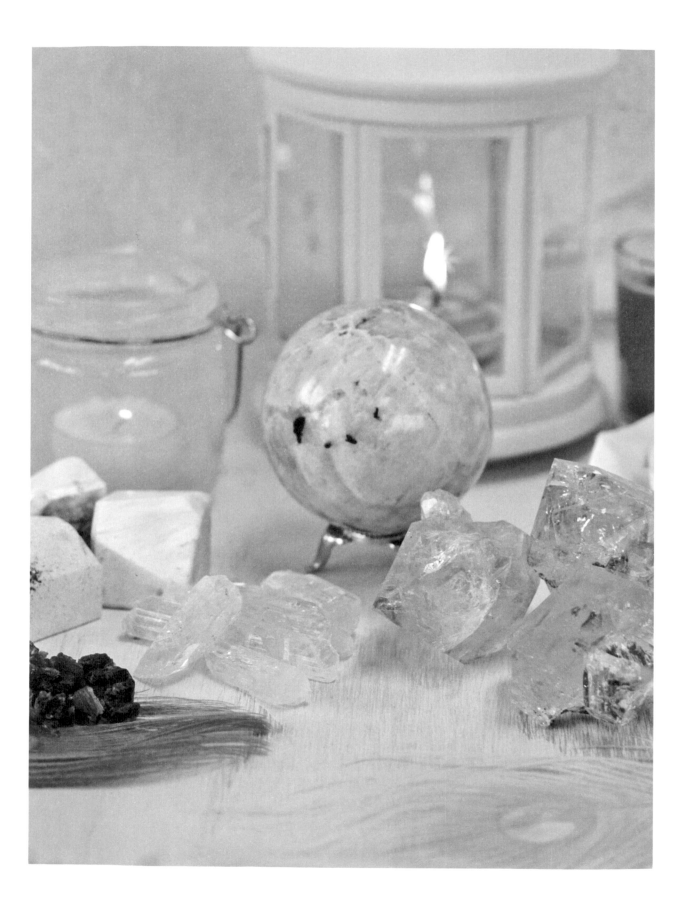

靈魂之星脈輪的寶石、精油、及藥草

靈魂之星脈輪寶石

鑽石（DIAMOND）是地球上最堅硬的寶石。它是由碳元素組成的；從形上學來說，碳元素被認為是創造與療癒的基礎物質。鑽石能夠提醒你自身內在的堅強力量，讓你擁有忍耐力、堅韌毅力，以及無條件之愛的純粹振動。鑽石被認為是力量最強大的寶石護身符，可用來接引、傳導生命力。

賽黃晶（DANBURITE）是一種療癒石，可以幫助你識別和消除造成身體疼痛與不適的根本原因。將賽黃晶放在身體某部位上，如果皮膚出現刺痛或發熱，表示這個部位可能需要物理上的治療。

磷鈹鈣石（HERDERITE），也是協同十二水晶（Synergy 12）家族水晶成員之一，可增強直覺和擴展意識。在所有的靈魂之星脈輪寶石中，磷鈹鈣石是加速靈性發展最有力的武器。將它放在你的祈願聖壇上，可以幫助你加快實現願望、工作有成。

據說，赫基蒙鑽石（HERKIMER DIAMOND）是地球上振動頻率最高的水晶，由於非常稀有，而且純淨度很高，因而廣受寶石收藏家的喜愛。冥想時，將赫基蒙鑽石放在頭頂上方，可以幫助你連結高我，而高我是強大智慧和清晰洞見的一個來源，可以幫助你辨識和接受靈魂的最高呼喚。

捷克隕石（MOLDAVITE，又稱綠玻隕石）是半透明的暗綠色隕石玻璃，是千萬年前一顆隕石撞擊到地球（譯注：因為撞擊而造成融化的岩石和隕石一起噴濺至大氣中，兩種礦石結合在一起而形成天然玻璃），後來在捷克摩達維河附近被發現

（而且地球上沒有其他地方發現過同一種礦石）。據說，捷克隕石可以聚集太陽系宇宙外緣的能量，將來自其他次元與星系的訊息，傳送給這種礦石的使用者。

彩虹方解石（OPTICAL CALCITE） 是一種多重次元宇宙旅行石，也能為人帶來明晰洞見。專心凝視一塊彩虹方解石，可以幫助你以更高廣的視野，更加看清楚某個事件的情況或能量模式。

彩虹月光石（RAINBOW MOONSTONE） 是代表圓滿與豐碩成果的一種寶石，攜帶著一種歡樂的能量，充滿慶祝、感激、神力、以及可能性。你可以將它置於水中或在滿月時分幫它充電，來創造源源不斷的強大喜悅能量，幫助實現願望。

鈣沸石（SCOLECITE） 是一種意識揚升石。也是罕見的協同十二水晶礦石的成員之一，據說，這種寶石可促進人類成長發展和實現願望的能力。隨身攜帶或在冥想時使用，可以幫助你連結宇宙意識與更高次元的意識狀態。

如果你家中尚沒有專門用來做冥想的空間，建議你參考這段章節內容，來為自己創造一個屬於自己的冥想空間，並利用靈魂之星脈輪寶石的能量，幫這個神聖空間創造最純淨、完美的振動。這個空間應該要很和平、安靜、美麗。放幾個可以跟你說話的靈魂之星脈輪寶石，以這些寶石和白色或米色織物來裝飾這個空間，因為白色是靈魂之星脈輪的顏色。掛上一些閃爍燈，幫這個空間在晚上增添一點迷人的魔力，或是用蠟燭或小燭光來為這座寧靜綠洲添加一點火元素能量。每次坐在這個神聖空間前，就點一枝白色蠟燭，並塗一點能與你諧頻共振的白色系花朵精油（製作方法請參考 207 頁）。

> 羅勒跟紅香桃木一樣，都能吸引成功和財運，兩者也都有助於冥想和放鬆。

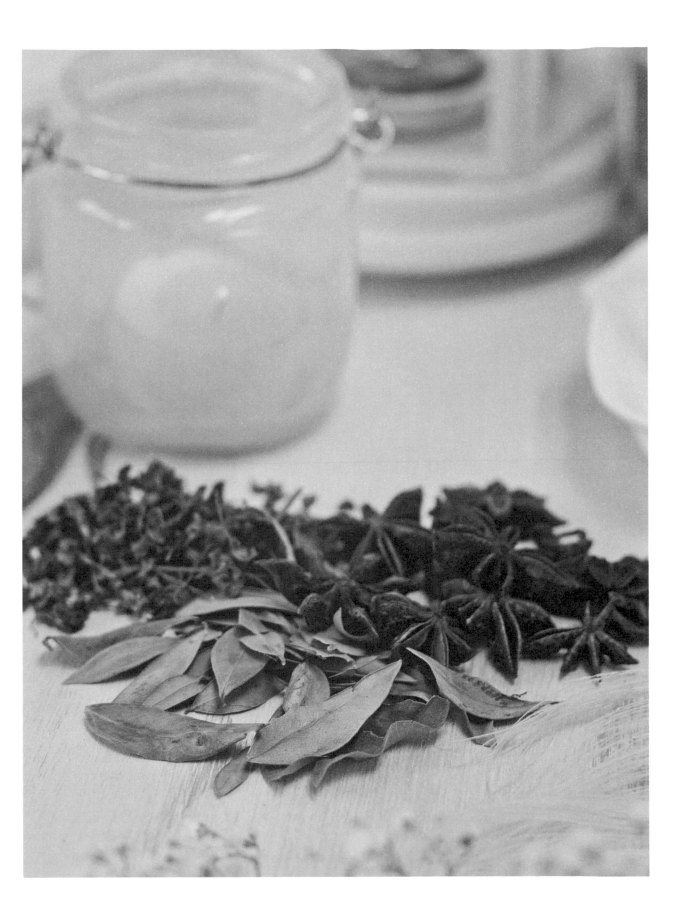

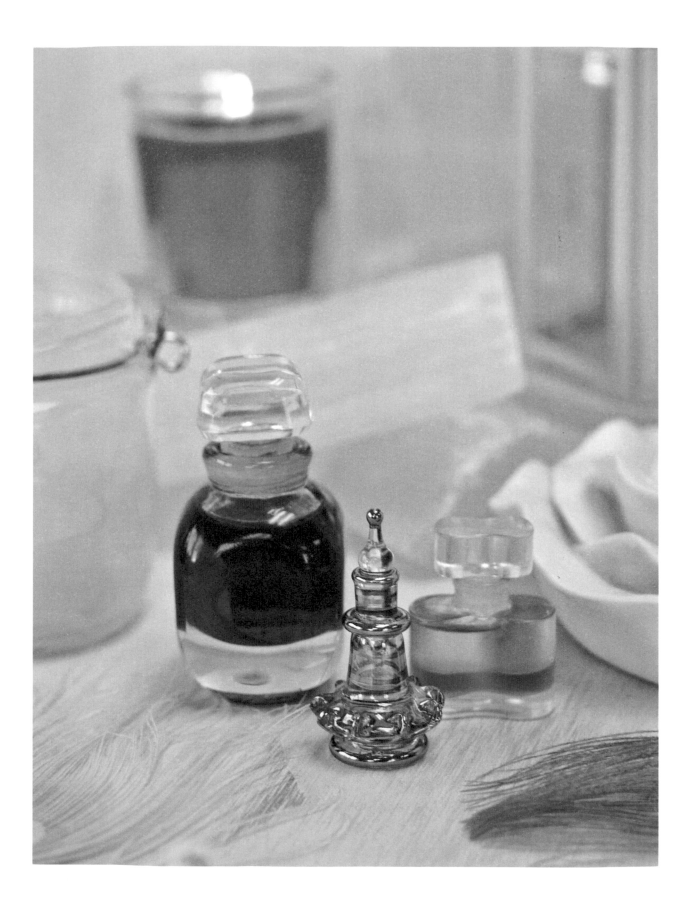

靈魂之星脈輪的藥草和精油

靈魂之星脈輪的藥草和精油是光明的帶來者。它們擁有天使的能量，儘管每種能量的展現方式都不相同。**白蓮花**（White Lotus）是孕育創造物的子宮，能將你與再生能量連結在一起。**大茴香**（Anise）能使你更容易聽見直覺的聲音，也經常被用來作為奉獻給神聖本源或大靈的聖品，尤其它的外型剛好就像一顆星星。**羅勒**（Basil）和**紅香桃木**（Red Myrtle）一樣，都能吸引成功和財運，兩者也都有助於冥想和放鬆。**印蒿**（Davana）能夠提升占卜預知力和靈通力，也有助於喚醒直覺能力和前世回溯。**梔子花**（Gardenia）是靈魂的醫治者，能夠緩解人們精神上的痛苦或心理創傷。**欖香脂**（Elemi）在古埃及時代曾被用在葬禮和製作木乃伊的儀式上，因此不難推知，它有助於在過渡時期提供支持、開展新起點、以及內在精神轉化。**晚香玉**（Tuberose）具有鎮定和舒緩效果，能夠使人心情放鬆，因而減輕悲傷和焦慮。

利用「儀式淨浴」來連結靈魂之星脈輪的能量，是一種非常美好而且舒服的方式。以海鹽、鮮花、精油，以及乾燥的藥草來淨化你的空間，可以改變你周圍和身體內部的能量，為冥想或儀式工作做好準備。此外，自古以來，儀式淨浴（ritual bathing）就一直是奇蹟顯化儀式過程的一部分，因為水是儀式淨化的象徵物，特別是加入海鹽之後。備齊所需的寶石、精油、蠟燭、藥草植物、以及花朵，也可以加上你直覺認為需要的其他東西，就可以開始幫自己布置一個淨浴壇，讓靈魂之星脈輪的能量來庇佑這個水邊綠洲（請參閱第 207 頁的做法）。也可以用漂亮的高腳杯裝上你最喜歡的飲料，或是用復古風的玻璃花瓶插上對應這個脈輪的鮮花，比如白玫瑰或牡丹。

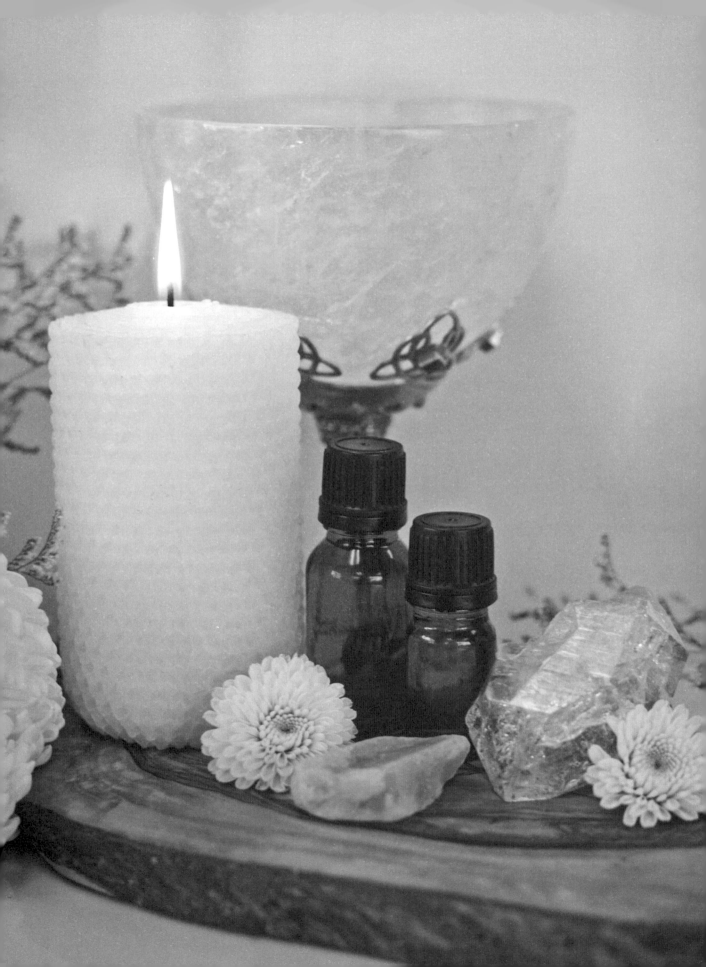

靈魂之星
儀式淨浴壇

材料配方

· 白色蠟燭
· 靈魂之星寶石
· 靈魂之星精油，例如：白蓮花、梔子花、晚香玉
· 死海水晶鹽約 2 盎司（57克）
· 新鮮玫瑰或你喜歡的其他花種
· 沐浴時可享用的神聖飲料，以精美聖杯或高腳杯來裝

備齊以上這些工具，然後將它們依順時針方向擺放在你的浴缸周圍，在你享受儀式淨浴時，一一為每件物品祈禱並啟動它的能量。首先點上白色蠟燭，呼請星際友人帶給你智慧、明晰洞見，還有與神聖之愛連結的寧靜和平。觀想靈魂之星脈輪的六道光芒祝福；現在，請將那些祝福接收下來。開始在浴缸中放熱水，然後將海鹽結晶全部放在你的手掌中，滴上幾滴精油，然後以手指搓揉混合均勻，一邊這樣做，同時輕聲祈禱和祝福。你甚至可以在這些晶鹽上吹一口氣，為這些精靈注入生命能量，讓它們在儀式淨浴過程中陪伴你。

然後進入浴缸裡面，感受到熱水的溫暖把你全身包起來。沉浸於它的微妙力量，讓它為你清理掉那些對你已經沒有益處的能量。用手指輕輕來回撥動浴缸裡的水，製造一些小波浪，讓那些無益的能量從你手指徹底釋放掉。讓你的視線慢慢變得柔和而模糊，享受這一刻，將其他事情通通放下。

感謝這個釋放，也感謝神的大能。你是神的孩子，是本源／上帝／造物者創造的神聖生命。抬頭挺胸接受這個身分，允許這個來自慈愛與服務的力量為你添加生命燃料。藉由這樣的方式，你可以揚升到更高的意識層次，擺脫外來壓力對你施加的一切限制。你身邊存在著無數庇佑祝福，而你現在已經有能力看見它們，也能將它們接受下來。對這一切表達你的感謝。阿門，一切如是。

靈魂之星脈輪的塔羅牌、
盧恩符文、及行星

大阿爾克那：節制和星星

塔羅的大阿爾克那牌當中，有兩張牌對應靈魂之星脈輪：節制和星星。節制代表力量的終極平衡與合一。節制牌經常會出現的那兩個聖杯圖案，就是隱喻著人類所跨足的兩個世界之間的平衡：一個是精神的靈性世界，一個是物質的俗世凡間。水在兩個杯子之間來回傾倒，也象徵我們一方面根植於物質領域，然後在精神領域得到靈性提升。星星牌則是代表祝福你願望成真：在你許下願望之前，請感謝星星的提醒，因為希望始終是留給追求它的人。請讓她願望成真的祝福來提醒你，要相信奇蹟。

要連結這兩張牌的能量，你可以問自己，你生命中的靈性能量和塵世物質能量是從哪裡表現出來，而且在你身上共存。你現在正在追求什麼樣的靈性品質或經驗？以及在追求過程中需要什麼樣的支持？你希望實現的物質生活品質是什麼？用這種方式清楚表達你的需求和意圖，可以讓你吸引到你所需的資源，來幫助你達成願望。

盧恩符文：艾華茲和戴格茲

有兩個盧恩符文可以為靈魂之星脈輪提供指引：一個是艾華茲（Eihwaz），代表自由解脫與進入偉大奧祕；另一個是戴格茲（Dagaz），代表覺醒和意識。戴格茲的意思是「白晝」，代表肉體和精神兩方面都即將進入黎明。艾華茲是邀請宇宙奧祕，而戴格茲則是邀請宇宙智慧。這兩個符文都能幫你連結靈魂之星脈輪，因為它們都能夠啟動揚升的能量。這兩個符文都不是具象的符文，這意味著它們的意義不僅與精神面相關，也與物質身體面相關。你可以使用書寫工具畫下這兩個神聖符號，來啟動它們的能量系統，幫助你進入更強大、更解脫的意識狀態。

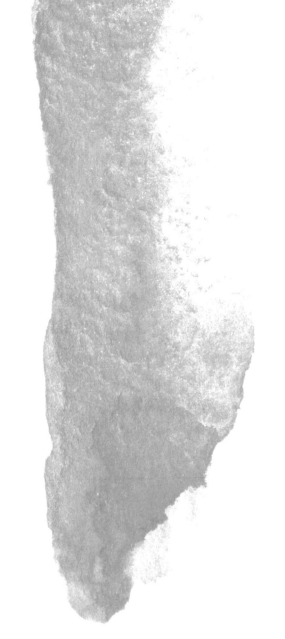

行星：月亮南北交點

月球交點（lunar nodes）的探討有時也被稱為「演化的占星學」或「成長的占星學」，因為這個訊息會讓你看到，你靈魂最近一次轉世途中，你所走過的那條漫長成長道路。月亮的北交點（升交點）顯示的是，哪一個星座代表你這一世當中最深層的靈魂課題，而南交點則代表你在前一世當中的星座。一旦知道自己先前去過的地方，並了解現在所在的位置，而且能夠將這兩個課題統合起來，你就能做好準備，為自己建設一個強大的未來。

靈魂之星脈輪代表了與你靈魂成長道途有關的知識與智慧之光的提升。對很多人來說，過去與現在業力的揭露，會成為他們成長的強大動力，幫助靈魂更快得到發展，加速了靈性發展的進程。知道你的南北交點落在哪個星座宮位，你就能了解這一世和前一世的業力課題及經歷。這樣，你就能了解，是哪些行為與互動模式，在幫助（或阻礙）你的靈性進展。

靈魂之星脈輪的原型

或許可以說，靈魂之星脈輪代表了每一種原型，因為每種原型內在都各自擁有神性獨特的一面。靈魂之星脈輪是神的所有面貌的複合體，因此它包含了所有眾生、所有原型，以及所有能量的最高進化形態。可以把它想成，是最優秀當中的最頂尖者。

雖然如此，還是得將這個脈輪鎖定在一個實體的範例中，那就由「**薩滿**」（Shaman）來代表吧。「薩滿」這個字詞來自西伯利亞語的 saman，意思是「知識的守護者/持有者」。當今人類已經有了一種執行深層精神概念的方法，並且藉由智性頭腦的視角來執行它（或許是因為，我們是工業革命和科學方法時代所誕生的小孩，重視努力工作、講求事實和數據）。因此，在西方文化中，當我們想要尋找一個具有深厚精神底蘊的人時，我們通常會去先考慮那人的教育程度、所受過的訓練、以及有沒有資格證書等等。但是，在靈性領域是沒有資格證書的，在許多傳統當中，最聰明的長者通常也是最卑微的人。

薩滿原型也是如此，從廣義上來說，他就是醫者。薩滿是一名觀看者、體驗者、同時也是**翻譯者**。薩滿巫醫只要取得個案的允許，他就可以代表對方，來進行一趟靈魂「旅行」，而不需要個案本人親身去進行。薩滿是神聖智慧的穩固通道。他們知道如何進入每一個脈輪，如何在脈輪與脈輪之間移動，以及如何整合每一個脈輪所提供的智慧。他們知道如何平衡和校準脈輪，藉以促進能量的流動及其運作。更重要的是，他們了解生命的循環，了解生命的所有階段，因此他們是守門人，守護著連結生與死的神聖通道。

要運用薩滿原型來進行療癒工作，你要先設定好你的意圖，祈求你生命中所有的二元對立都能消泯、融合，並且呼請四個基本方位（北、南、東、西）來到當下眼前。然後，與植物、動物、以及水晶盟友緊密合作，學習尊重這些工具，將它們視為你靈魂道路上的神聖幫助者。你愈能讓自己跟大自然循環以及它所提供的禮物同頻共振，你就愈容易讓自己的靈魂智慧更往上提升。

靈魂之星脈輪梵咒

Om Shanti Om（譯音：唵-香提-唵）。這是一句祈求和平吉祥的梵咒。Om（唵）是代表上帝之名的聲音，Shanti 在梵語中是寧靜和平的意思。整句咒語的意思就是祈求神／生命本源／造物者的和平寧靜能量。每當你感到悲傷、不知所措，請唱誦這句美妙的梵咒。（它也很容易引起孩子們的共鳴，因為很容易發音，而且馬上就能學到兩個重要的梵語單字）藉由召喚和平本源，揚升之門就被打開了。和平寧靜有很多層次，而最深層的和平並非來自你自己的內在，而是來自更高層次。一旦你進入這個最高層次的和平，你就會對萬物眾生產生一種內在相連的合一感。你是從那個合一狀態來到地球展開這一生的，而且你內在有一個部分一直渴望回去與它合一。

允許自己有機會去接受這份與「一切如是」合一的慈愛禮物：當你調整自己的頻率，與「萬物眾生合一」同頻共振，你就能體認，自己就是整體的一個神聖部分。這樣，你就不再需要去控制、操縱、或改變你的生活情境。相反的，你會開始信賴，你所需要的任何一樣東西，早就已經幫你預備好了；你一切都完好無缺。

冥想練習：
活化靈魂之星脈輪

要活化靈魂之星脈輪，你必須找到你在「星星之子」當中的位置。 藉由認可自己的神聖本性，你就能敞開心去接收智慧、指引、以及真理實相，並與「一切如是」的意識狀態相連。你敞開自己，與「萬物一體」連結。 這些都是崇高的概念，但是，生命的目的就是發展和提升，好讓你可以重新連結到更深的一體感。請用以下這個冥想來引導你走這條路。

1／請記得，你的身體雖然活在這紅塵俗世當中，但你的靈魂卻已經輪迴轉生了許多世。你的靈魂可能覺得自己還很年輕、精力充沛，也可能覺得非常疲憊、疲倦。無論你的感覺是什麼，都要敬重自己現在的這個美麗靈魂。你可以用舒服的姿勢來進行這個冥想，坐著或躺下來都可以。無論用哪一種，請閉上眼睛，默默對自己說一聲「謝謝你」。這一路走來辛苦了。

2／現在，請注視著天空（如果可以的話，請在室外進行），讓你的臉面向太陽。張開眼睛，雙臂往外平伸，感受周遭的空氣，微風拂面，讓自己去聆聽周圍大自然的聲音。讓自己全然活在當下這一刻。

3／準備好之後，大聲唱誦 Om Shanti Om（唵-香提-唵）這句梵咒。把每個音都拉長，每個音節的聲音都清清楚楚，而且每誦完一次咒語，就做一次深呼吸。當發出每一個音，都同時去思維它背後的含義。比如，當你誦唸「唵」這個音，就去感受神真實現身與你同在；當你誦唸「香提」，你就收到了和平寧靜的祝福；最後再重複一次「唵」這個音，然後做一次深深的呼吸。呼吸，重複唱誦一次；呼吸，重複唱誦一次。任何時候你覺得需要，都可以這樣唱誦這個咒語。

4／雙手合十，以祈禱姿勢置於胸前，然後將合十的雙掌慢慢往你的胸部靠近，稍微往左偏一些，停在大約靠近心臟的部位。感覺你心臟的跳動傳到你的雙手，感謝你的血液在靜脈中汨汨流動。感謝你的呼吸，感謝你的身體，以及這一世你所得到的庇佑。

5／現在，感謝你的靈性和智慧。感謝你與神的連結，感謝你所體會到的寧靜和平，感謝你的靈性禮物。感謝你有能力相信自己的直覺，以及聆聽神的聲音，感謝身邊四周的美好景物，感謝自己有辦法看到神的藝術作品。感謝這一生中有許多人和存有都疼愛著你，感謝你有感受的能力，能夠感受到他們的愛。

6／感激之心是打開魔法奇蹟的鑰匙，是意識揚升與抵達寧靜之境的關鍵。當你體現這深刻的寧靜與揚升狀態，請允許自己好好享受這一刻。許多人花費了大半輩子，就是在追求這片刻的合一與臣服的感覺。讓這感覺從內到外徹底將你洗滌、將你淨化。對你身體每一個部位表達你的感謝，然後邀請自己放鬆下來、柔軟下來，進入更深一層的覺醒開悟狀態。

願你往靈魂之星揚升的路途上一路平安。阿門，感謝，一切如是。我們繼續前進。

結語：讓脈輪對你說話

在本書最後一個章節，我們要賦予每一個脈輪聲音，讓它直接對你說話、對你傳送它的智慧。這些內容全部都是透過通靈得到的高頻訊息，目的在於讓你跟本書探討的九個能量中心建立更深的連結。在你準備進入每一段內容之前，請花點時間將自己的能量召喚到當下此刻，深深吸氣、吐氣，也可以考慮在身體塗上該脈輪所對應的精油，幫助你打開更寬廣的意識連通管道。閱讀這些文字內容時，可以在手上握一顆該脈輪對應的寶石；或是，單純讓自己舒服地躺下來，蓋上保暖的毯子，對你來說也許最合適。在這裡，請相信你的直覺，跟隨它的引導（對其他事情也是）。

這個章節的內容並非「智性知識」；它是將能量概念翻譯成有形文字的「靈性體驗」。請允許自己融入本章的內容。當文字透過高靈被翻譯出來後，它們就承載了一種不同的振動，有能力可以開啟、療癒、修復、撫慰、祝福你。讓現在的你與他們見面，讓他們帶你到你想要去的地方。

阿門，感謝，一切如是。我們繼續前進。

如果大地之星脈輪可以說話……

我想從地球核心最內部的深層密室對你說話，這個地方，是所有人類祖先遺骨疊造智慧金字塔的地方。這個智慧扎根於

地球深處，並餵養數千年來形成的水晶和礦物。祖先們透過寶石與礦物族靈、岩塊與石頭族靈、還有人類遺骨神靈，來講述這些智慧話語。當你跟岩石或骨頭一起工作，就等於是在取用遠古以來所儲存的能量。你可以在這個智慧與時間的迷宮裡面暫時歇息。放下你的憂慮和煩惱，坐下來，在這裡休息一會兒。如果你願意的話，也可以待上幾千年。你的靈魂對這個地方並不陌生，因為你早就遊歷過這個地方。你的阿姨叔叔跟你的曾曾祖父母就是在這裡祕密交談，他們都是你血脈傳承的來源。這裡的人對你非常熟悉。

當你跟水晶、礦石一起工作，你就是與我一起工作，我是大地的女兒婆薰陀羅。我也是你的祖母，是遠古以來你的智慧女性先祖的集體化身。你可以聽見我們的聲音嗎？從這個世界發出關懷來撫慰你、保護你，就是我們的唯一所求。我們在這裡提醒著你，你始終都在愛的子宮裡面受到呵護，你不需要特別做任何事情就可以得到或接收到這份愛。一如既往，這份愛一直都是屬於你的。

如果我——大地之星脈輪——能夠說話，我願給予你堅實且堅定的擁抱來庇佑你。你可以相信我，因為我足夠強大，可以呵護你、使你保持穩固，將你牢繫於不敗之地。在這裡，你永遠不會被拒絕或是感到悲傷，因為在這裡，你被了解、被看見、被呵護、被讚賞，也被需要。在這裡，你是父母親都渴望擁有的孩子，在這裡，你的所有需求都能被一群充滿愛心的靈魂所滿足，因為他們的首要任務就是照顧你，讓你健康幸福。我深深了解你。

如果海底輪可以說話……

我想和你談談保護，因為我的脈輪是掌管安心感與歸宿的脈輪。我想讓你了解，安心感是你與生俱來的權利。所有的有情眾生都會照顧他們的下一代，而且是基於本能，而不是欲望。如果你小時候沒有得到這種照顧，那麼你長大成年後也應該得到這份保護，因為安心感一直都是你與生俱來的權利。我在這裡，牽著你的手，為你指路。我有很多很多工具可以提供給你，我可以勝任這份工作。你並非孤單一人在做這件事；現在這個星球上有許多人感到迷惘、孤單害怕，找不到指引的方向。

請容我為你介紹植物和花朵王國，以及那裡的諸多盟友。當你跟花朵和花精、或是藥草和精油一起工作，你就進入了海底輪的國度，這片邊疆地域，是位於可見與不可見之間、現在與過去之間。當你跟這些把自己化身為植物藥草與聖餐的醫者以及隱形智慧使者一起工作，你必將獲得靈性上的開展，實現你此生的任務。這項工作非常重要。花一點時間，慢慢學習這些耳熟能詳的藥草它們的古代名稱，因為它們的名字本身就帶有神奇的振動頻率。用手去觸摸這些藥草和花瓣，拿在手上搓揉，讓它們的神聖精華釋放出來，用它們的油來使你的身體和頭髮充滿香氣。滿心歡喜地跟我的樹木果實、跟我葡萄藤上的花朵一起工作。它們都是我的作品，我吩咐它們竭盡所能，為你創造喜悅。

接下來，讓我們與身邊的靈性動物小幫手一起同行，它們早已到達這裡要來支

持我們。在東方，新起點的發源地，老鷹和禿鷹飛來與我們會合，幫助我們從更高的角度觀看我們的生命。美洲虎和蜂鳥在南方與我們會面，以火元素的能量與我們相連結。朝西方移動，可以發現烏鴉和黑熊正在等待我們，牠們是非常具有耐心的教導者，教導我們洞察與整合的能力。然後在北方，所有的雪地生物都來了：鹿、野牛、駝鹿、水牛、還有麋鹿，他們教導我們關於過程和時間、根植大地，以及自豪的力量。

如果我——海底輪——能夠說話，我會告訴你，你永遠不會孤單一人前行。在這裡，你與巨人和古老眾生同行，與礦石和光之存有同行，他們充滿耐心，而且無所不見。在這裡，你會從生命的困頓掙扎中解脫出來；你只需要說一聲「好」，然後允許我們來擁抱你，親愛的。我深深了解你。

如果生殖輪可以說話……

我會對你說說熱情和渴望，然後告訴你關於渴望和欲望的冒險故事。我會召喚你進入我的祕密房間，督促你不要猶豫不決，因為我的脈輪是掌管探索內心祕密渴望的脈輪。我的脈輪也是生命的脈輪，因為生命是在我的子宮內築巢、扎根、以及成長。我有能力啟發、引誘和創造，這個能力就是我權力力量的根源，這個力量不該被低估。

當你跟你的內在女神及內心最深切的渴望失去聯繫，請儘管呼喚我。我可以隨

時提醒你，你的感官之美最微妙的部分。我可以令你想起，你的雙眼在陽光下是如何閃閃發光，還有當你說話時，你的手部姿態是如何美麗。我會告訴你一些故事，關於別人是如何喜歡你、而且渴望得到你的關注。我會像一面鏡子，把你是如何努力擴展自己的能力，讓自己成為一個帶著愛心、渴望、以及創造力去造福世界的人，反射給你看。作為下層脈輪的最後一個脈輪，我會把你的神奇魔力牢牢扎根在你肉體之中，讓你在這個世界當中行走、探索這個世界的寶藏時，緊緊與大地保持聯繫。

當你使用火元素來工作時，你就是在活化我生殖輪能量的其中一種傳輸管道。陽剛的火元素能量可以補充被消耗的能量庫存，並在你面臨挑戰或混亂時增強你的力量。我是掌管明晰度與行動的脈輪：作為這項神聖工作的代表者，火元素會推動你前進，並且提供你這條路上永續前進的動力。

如果我——生殖輪——能夠說話，我會告訴你，一直以來你都是有魅力的，就像現在的你一樣，值得人去渴望。你是創意潛能的宏偉載具，你身體的每一條曲線都是值得深入緩慢探索。你的嘴唇流露著誘人的祕密；你的雙眼與你內在的熊熊火焰一樣明亮閃爍，它們是你靈魂的窗戶，這個靈魂還有很多事情要做。我在這裡，向你的耳邊低語：「繼續前進。」女神，你人生中最好、最性感的時光即將來臨，一個充滿熱情的世界正等著你。我深深了解你。

如果太陽神經叢脈輪可以說話……

我想與你談談權力力量，因為你已經來到人體上掌管個人權力、自尊、本我、以及意志力的中心。在這裡，在我的空間當中，權力並不僅僅是一個概念，而是一種流動，是可以隨你所願連結的能量流。我想跟你說說權力和威望的故事、古代文明征戰的神話——關於戰爭與流血的故事，還有上帝賦予人類的自主權和神聖權柄的故事。有很多人都將權力視為一種詛咒，但請容我在這裡提醒你，權力是通往寧靜和平的關鍵之一。要找到幸福，你必須真心覺得你對於自己的人生結果具有絕對的影響力。你生命中發生的事情並非僅是機緣巧合；它們完全是因為你這個人而發生的。你是你生命的神聖共同鑄造者。

當你跟太陽一起工作，你就是直接取用了我的頻率能量。請讓溫暖的陽光穿透你的能量場，帶給你滿滿的自信和目標感。當你正面向著太陽，感覺自己抬頭挺胸，請對這滿滿的祝福表達感謝。讓自己在這裡停留、休息，沉浸在它的撫慰擁抱中。此時此刻，一切皆井然有序，一應俱全。在這一刻，你有能力實現你生命中想要創造的一切。你是強大的、有能力的，而且配得上這一切。你擁有一切生存所需的技能，可以發揮最大的極限，體驗每一份喜悅和祝福。你有十足的能量可以成為真實的自己，完全展露你的本心。你無須做任何改變和調整，或是去配合其他任何人的需要。

如果我——太陽神經叢脈輪——能夠說話，我會告訴你，女王，請站起來，國王，請站起來。承擔起你在宇宙中應有的位置，做一顆能創造新宇宙的明亮恆星。不需要接受別人的命令，也不需屈服於他人的命令。你是你王國的統治者，你的自主權是毋庸置疑的。你擁有合法且珍貴的權柄。你有很多東西要學，但你也有很多東西可以分享給別人。這個世界需要你。願你能夠看見你一直以來擁有的力量。我深深了解你。

如果心輪可以說話……

我想跟你談談愛，因為在我的懷抱中，你可以找到你生生世世以來追求的無條件溫柔。在這裡，我想教你如何付出愛和接受愛。

哦，在這一世中，心是怎麼受傷的。欲望和期望交織，然後人類的現實就確立了。人只能付出這麼多，愛這麼多，奉獻這麼多。凡人世界必有極限。人只能用自己所擁有的、在自己所處的位置去做這麼多事情。不是因為缺乏渴望或意願，而是因為，事實就是如此。你在尋找一種靈性之愛——一種超越時空的愛。一種感覺像在家一樣自在的愛。當人們談到家、連接到家的概念時，他們是將自己錨定在宇宙之家——幾千年前所有靈魂誕生的星系，是先於人類地球經驗即存在的——那裡，是所有靈魂集體降生的地方，也是所有靈魂的歸宿。

如果我——心輪——能夠說話，我會提醒你，愛確實是一切。你來到這裡是為

217

了看見愛、體驗愛、學習愛、付出愛和接受愛。就是這麼單純。我能夠給你的最上乘教導（如果你能接受的話）就是：人皆有缺陷，而且一定會讓你失望。無論如何你都得想辦法去愛他們。如果你能讓自己停下腳步夠長的時間，去了解和欣賞他們，生命一定會將無數奇蹟施予在你身上。當一切看似全都失去，那些時刻會讓你撐下去。讓自己沉浸於那些時刻，而且知道，有更多一定會到來。他們必定會來。愛必定會來。

愛永遠無法被人抓在掌中。抓得太緊，愛會逃走；忽略它太久，愛會消失。愛需要持續不斷的關懷、欣賞和認可，才能讓它成長茁壯。愛的祕密就是：經常告訴愛，它是被愛的。愛就會反過來報答你，愛會經常告訴你，你是被愛的。愛希望你去體驗輕鬆自在。當你停止掙扎，你就會浮起來。我說真的。我深深了解你。

如果喉輪可以說話……

我想跟你說說你的聲音，以及你表達、理解、看見和尊重真相的能力。現在開始，你該過真實的生活，因為隱藏自己的真實自我，會阻礙你的靈魂發展。

當你與你的聲音一起工作——透過言說、書寫、或是唱歌——你就等於為宇宙做出了神聖奉獻，因為宇宙需要你的聲音。你的訊息是神聖的。你的禮物是獨一無二的。你是按照神的形像被創造出來，在這個時候把這些禮物帶給地球的。你被揀選是有原因的。

當你與天使化身的水晶一起工作時，你也等於跟我有了連結，因為我的脈輪就是天使掌管的國度。這裡，是你的真我生活的地方，也是你的真我聲音以及最完滿的真實自我存在的地方。當你以真實面目活著，接受你自己的全部面向——包括那些令人討厭的部分——你就是為整個宇宙獻上你的禮物。有趣的是，你最強大的守護天使，正好就是你自己。力量與庇護，兩者確實都來自你的內在。你既是凡常的普通人，也是超凡不朽之人，而你超凡不朽的一面，需要去看顧著那個凡人的部分。這就是為什麼，庇護是你與生俱來的權利；因為你身上一直帶著這分力量。

整個宇宙都渴望聽到你的聲音。大聲說話！大聲唱歌！讓你身邊周圍的人學習你的靈魂之歌。如果你需要大聲喊叫，那就大聲喊叫！尖叫、大聲喊出來，然後大笑、大哭，然後讓一切安靜下來，沉寂片刻。沉默也可以是你的一種聲音。

如果我——喉輪——可以說話，我會告訴你，你的真我就是真理。現在的你就是你最需要的樣子，你現在所做的就是你需要做的事，而你最完滿的本我——帶著你所有的缺點——是最美麗的。我深深了解你。

如果眉心輪可以說話……

我想跟你談談真知與智慧。我想問問你內心有什麼困擾，以幫助你理解那些出現在你眼前的封閉象徵符號與奧祕。我想教導你同時用三隻眼睛去看——兩隻是你

用來觀看事物的肉眼，一隻是你用來理解事物的識眼。

在眉心輪（第三隻眼脈輪），你可以看見一個全新次元的世界。當你來到身體與靈魂的邊界，你的覺知會開始遠離凡人所關注的事物，你的意識會往外擴展到可以涵蓋更多與你此生一起轉世到這裡的靈魂。你此生來到這裡，是為了幫助和引導他人，如同他們來到這裡也是為了幫助和引導你。

當你從外部世界去尋找可用的工具來幫助他人時，請不要忘記，最棒的工具就是你的直覺。它會講一千種語言，與時間一樣古老。它既了解男性能量又了解女性能量，因此，你最內在的真知對人性的領域並不陌生。當你開始懷疑自己以及這個真知時，你需要多花點時間在這裡，在這個洞見的庇護所。要回答你的心發出的疑問，你要往內走，而非往外，才有辦法找到答案。

如果我──眉心輪──能夠說話，我想提醒你，所有問題的答案你都已經有了；你可能只是現在無法接通它們，因為你還沒準備好要去看。有時，指導靈真的非常仁慈：他們只會把你目前的覺知層次已經準備好要接受與整合的概念與實相，帶入你的視野中讓你注意到。所以，請開始與你的指導靈對話：請求他為你示現跡象符號與智慧。請求他把你現在已經準備好要接收的東西顯示給你。

你知道，直覺有時會化為一排上鎖的小門出現在你眼前。你每打開一扇真相或覺知的小門，另一扇門就會接著出現。當你完全準備就緒，每一扇門的鑰匙就會出現了。對已經收到的鑰匙，請心懷感謝，並且要相信，會有更多鑰匙到來。當跡象符號出現時，好好收下來，而且勇敢對它們展開行動。一定是你需要看到的，才會出現讓你看到，即使那些內容讓你難以接受。請記得，所有的智慧都是祝福。在你追求智慧和真理的路上，你要知道，我深深了解你。

如果頂輪可以說話……

我想跟你談談，你與本源與神聖聯盟的合一，因為在頂輪，你將第一次體驗到你與本源能量的完全連結。在各種層次上，你雖然都知道自己是擁有人類色身的靈性存有，但直到你與頂輪接觸，你才真正活出這個真相，並且是以他人能夠看見、經驗和學習的方式，將它活出來。

我想提醒你，你是一名教導者，你最偉大的課題是愛。過去以來一直是愛，從此以後也會是愛。如果你本身還沒有真正體驗過愛，那麼要教導別人去愛就會是一個艱難挑戰。即使不曾有過肉體形式的愛的經驗，你仍然有義務去學習、體現、以及教導愛。這就是為什麼頂輪工作對某些人來說是最辛苦的，但對其他人而言卻是輕而易舉。你對頂輪的經驗如何，幾乎就等於你的靈魂在這一生的經歷，它不僅取決於你此生在這個星球的過去經驗，也取決於你前世所經歷的一切。在頂輪，我們與本源／上帝／造物者重新聚合，這是幫助我們在精神層面去體驗我們在肉體或情

緒層面可能無法獲得的愛的一種方式。頂輪以更深刻的一種愛填補了心輪的空白，這種愛是無條件的，所有人都可以獲得。

當你用聲音工具、瑜伽、以及冥想來工作，你就主動打開了獲取頂輪能量的管道。透過擊鼓、呼吸、令頭腦意念安靜，我們會發現自己正在與造物者親密共舞。水晶和植物盟友也是我們進入大奧祕的途徑。神聖的拉科塔族祈禱「迷塔庫頁歐亞欣」（Mitakuye Oyasin），意思就是：「萬物息息相聯」，是頂輪的強大梵咒，因為頂輪正是連通所有能量、所有意識層次，以及所有神靈化身的主要門戶。

如果我——頂輪——能夠說話，我想鼓勵你把整個世界當作你的鏡子和你的繆斯（靈感），將自己的美麗反照給你自己，並啟發你變得比今天更偉大。我想鼓勵你，在別人的奇蹟當中、在最小的奇蹟（小到像是樹葉在枝頭展開）當中，去看見你自己的奇蹟。當世間煩憂如此繁重，幾乎讓人目不忍睹或無法背負時，請記住自己是誰，更重要的是，記住自己是什麼：你是神性的迴響。我向你內在的神性頂禮，而且我深深了解你。

如果靈魂之星脈輪可以說話⋯⋯

我想跟你談談超乎你經驗或想像力的魔法奇蹟，因為在我的國度裡，時間和空間已經瓦解。時間與空間支撐著三次元空間的邊緣，你的人類現實世界因而能夠安然穩固，如同你現在所經驗到的。你可能因此無法相信靈魂之星脈輪所能做到的事。你無法住在靈魂之星脈輪當中，但你可以碰觸到它。它隨時都可為你提供服務。不過，在這裡，你的意圖要很明確，要進入靈魂之星脈輪需要你的允許。

在靈魂之星脈輪，你會找到一種平靜，是你從傳統的七大脈輪系統無法獲得的。在這裡，寧靜不僅僅是能量場的一部分：它就是能量場本身。除了寧靜安詳，靈魂之星脈輪不存在任何東西。我看到你為追求平靜而痛苦掙扎，我想幫助你、指引你、教導你。雖然你也是一位老師、一位智者、你也是別人的上師，一位其他人的大師，但你仍然需要被教導、被指引。你不了解的事情還很多。宇宙大多數的奧祕，都存在於我的國度裡。歡迎你。你的到來也早已在計畫之中。

當你與各種揚升工具、更高次元存有一起工作時，你就是在開啟我的能量。目前，有少數揚升工具——水晶、蠟燭、藥草、精油——可供人類使用，因為大多數人並沒有想要來做這件事。不過，不需要因此哀傷或擔心。並不是所有人都已經做好準備；事實上，大多數人都尚未準備好。然而，提升是你的宇宙一切輪迴的終結。正確時間一到，揚升工作就會展開，人類生活的每一個面向都會成為一項工具，每一個人都會在他自己的生活中變成有能力推動靈性進化的老師。你不需要去尋找揚升工具。時間一到，工具和老師就會自己出現。這是必然法則。

如果我——靈魂之星脈輪——能夠說話，我想讓你回想起萬物的單純和智慧。人類已經使靈修變得非常復雜，但其實它

們是自然的、平等的、自動自發的、非常聰明的設計。有人不想讓你看見宇宙中那座無比宏偉的建築，因為一旦看到它，你就不可能再過人類的生活。如果你知道輕鬆自在和優雅無時無刻不在，那麼你怎麼還會願意繼續活得那麼辛苦呢？

雖然辛苦，你還是多少必須學習功課，並通過考驗。在宇宙中，交換始終存在——用這個交換那個，用行動交換結果。互惠定律是基礎物理學的基本定律，它解釋了你作為人類所經歷的大部分奇蹟，比如潮起和潮落。靈性的揚升需要以顯化宇宙實相為基礎。你現在就走在這條路上，而且有我看顧著你。

222

致謝

所有的美好都始於一個願景。我要感謝我的編輯吉爾·亞歷山大（Jill Alexander），因為他的最先建議，讓我寫書的夢想得以實現。感謝你將智慧和魔法帶入這個過程。我也非常感謝蘿貝塔·歐普伍德（Roberta Orpwood）如此精彩的水彩畫作。感謝你讓這本書成為一場視覺盛宴。感謝梅根（Megan Buckley）的協助和友誼，編輯本書令人高興；還要特別感謝專案編輯 Meredith Quinn；藝術總監 Anne Re；每一位在幕後默默讓這本書結合成形的人；還有出色的雙人拍檔艾莉卡（Erika Heilman）和琳迪雅（Lydia Anderson）協助推廣這本書，讓所有詢問這本書的人都找得到它。非常感謝。

感謝聖者女神社團，無論是現實中見過面還是線上網友，沒有你們的熱愛支持，我都不可能完成這本書。感謝所有幫助過我、支持我、以及和我工作的人。你們都知道我說的是誰，我愛你們。我在這裡，你也在這裡，我們都在這裡。請記住，這本書是為你們寫的。非常感謝，我們繼續前進。

我的先生和我的孩子是我生命的重心，我想讓你們知道，我非常感謝有你們同在。這本書也是為你們而寫的。是你們對我的愛，還有我對你們的愛，激發出書裡的每一個字。我也要感謝我的父母尼克和瑪麗，我的弟弟小傑，我的妹妹克莉斯汀，還有帕蒂、利奧、安德魯、卡蘿、雪莉、科林、丹妮絲、雅克，以及所有為我加油、與我歡慶里程碑的朋友們。非常感謝。

聖者女神團隊：你們是魔法！我與全世界最有才華的人一起工作，他們每個人都將自己獨特的才能和技能帶入我們的工作中，我們有一個使命：用手一比劃，世界獲得療癒。布魯克林、淞納、克萊爾、我們的攝影群、設計團隊、專欄作家，以及社群媒體行銷團隊。我們的生產團隊、包裝和運送團隊。我們的消費者關懷團隊。我們的技術團隊、倉儲團隊。聖者女神展場的可愛小姐。感謝你們每天辛苦工作來維持這個空間；感謝你們認真看見每一位客戶的需要。我都有看見，而且深深以你們為榮。這本書是為你們而寫的，而且我希望這本書能讓你們找到一種方法，在每日工作中來發揮你們的角色能量。非常感謝。

我是生命的學徒，很幸運能在許多大師的陪伴下學習。謹向我偉大的老師們致上謝意：森堡博士、班尼斯博士、凱西、茉莉雅、蘿莉、伊蓮娜、約翰、以及克莉絲汀娜。感謝您們將靈感、信心、魔法、療癒、以及臣服之心的氣息注入我的體內，並且將之擴大，注入這本書中。如果這些文字能夠既濃密卻廣大，既迷人卻精準，既深沉卻共鳴，既帶有挑戰卻又非常可親，那是因為您們教導我要成為這樣的人。您們是我的明鏡，我願永遠為您們服務。非常感謝。

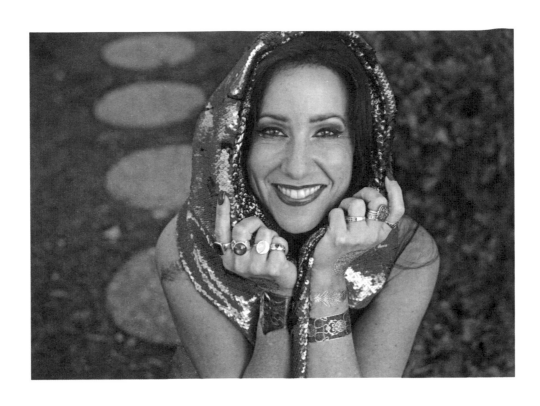

作者簡介

　　亞絲娜‧裴拉吉斯（Athena Perrakis）是聖者女神（Sage Goddess）機構創辦人兼首席執行長，聖者女神是全世界最大的神聖療癒工具和形而上學教育資源中心。她擁有教育領導人博士學位，在創立聖者女神機構之前，曾擔任過教授和執行教練之職。她的訓練課程融合了薩滿教、芳香療法、靈氣、世界歷史、語言學、比較宗教、以及領導能力方面之知識，兼具理論與實務之視角。

　　亞絲娜強烈認為，所有靈性道路萬法歸一，都是朝著同一方向與目標而前進，而且根植於相同歷史。她渴望找到其中的共同點，並依據其共同經驗，將全世界結合起來，這個想法啟發了無數人，願意與自己的靈性根源連結，找到療癒、寬恕、以及平靜。藉由尋找自身內在本源，尊敬個人內在神性，人人都可以毫不費力地發現這世界的美好。

　　聖者女神的臉書社群包括來自世界各地 700,000 名渴望尋求靈性整合道路的粉絲。聖者女神機構的總部位於美國加州洛杉磯，設有實體店面，遊客可在每個月舉辦的滿月冥想會場上購買神聖療癒工具，並體驗現場儀式。

繪者簡介

蘿貝塔·歐普伍德（Roberta Orpwood）***是一名專業的視覺藝術家、靈氣課程講師、以及薩滿聲音能量治療師。目前在倫敦西南部經營個人療癒工作室。***

源於對自然美景、女性人物、大自然神靈、以及人類靈魂奧祕的熱愛，她的水彩畫作筆觸精緻細膩。作品風格主要偏向具象寫實，試圖傳達超越身體極限之美，代表著我們所有人內在的神聖女性能量，而且經常在薩滿旅程和冥想中得到視覺啟發。畫作內容包括女神、各種靈性動物、指導靈、元素、靈魂肖像，且大多以愛、療癒、個人自主權為其主題。

官網：www.soulbirdart.com